ASSOCIATION FRANÇAISE DE CHIRURGIE

17e CONGRÈS

DU 17 AU 22 OCTOBRE 1904

A PARIS

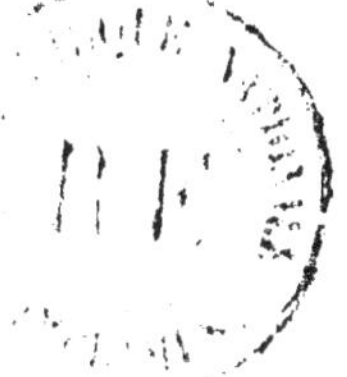

RAPPORT

SUR LA PREMIÈRE QUESTION MISE A L'ORDRE DU JOUR :

TRAITEMENT CHIRURGICAL DE LA CIRRHOSE DU FOIE

PAR

M. MONPROFIT
d'Angers.

PARIS (IXe)
AU SECRÉTARIAT DE L'ASSOCIATION
21, BOULEVARD HAUSSMANN, 21
1904

BANQUET

Les Membres du Congrès qui désireront prendre part au Banquet qui aura lieu le **JEUDI 26 OCTOBRE A 7 H. 1/2** *(Palais d'Orsay)*, sont priés de s'inscrire au Secrétariat du Congrès (à la Faculté de Médecine) avant le **MARDI SOIR.**

Rapport sur la première question mise à l'ordre du jour :

TRAITEMENT CHIRURGICAL
DE LA CIRRHOSE DU FOIE

Par M. **MONPROFIT** (d'Angers).

Le titre d'une des questions qui, cette année, ont attiré l'attention des membres de notre Comité, comme étant digne d'un rapport annuel, est : *Du traitement chirurgical de la cirrhose du foie.*

Chargé de ce rapport, j'ai dû, tout d'abord, pour bien remplir le mandat que vous m'aviez confié, me demander ce que l'on avait voulu spécifier, en rédigeant de la sorte le texte qui m'a été officiellement soumis.

Qu'entendre par ce mot *Cirrhose du foie*? Fallait-il y comprendre *toutes les cirrhoses hépatiques*, ou seulement l'*une* d'entre elles, puisqu'il est au singulier? Très perplexe, j'ai dû pourtant prendre une décision; et j'ai osé croire que vous aviez voulu, par cette rédaction, désigner tout particulièrement à mes recherches la cirrhose du foie la plus simple et la plus anciennement connue : la *cirrhose vasculaire*.

D'ailleurs, puisque nous n'avons à nous occuper ici que de Médecine opératoire, et que le traitement chirurgical de la cirrhose atrophique type, avec ascite, n'avait pas encore été exposé devant vous, j'ai pensé que c'était bien à ce sujet précis que je devais limiter ce rapport. D'ailleurs, il a été souvent question, dans cette assemblée, des *cirrhoses biliaires* et des interventions qu'elles ont provoquées; aussi ai-je cru bien faire en les laissant aujourd'hui complètement de côté, pour concentrer tous mes efforts sur la thérapeutique de cette cirrhose vasculaire, et en particulier sur l'Omentopexie ou Opération de Talma, question tout à fait à l'ordre du jour à l'époque actuelle. La discussion qui va suivre permettra, au demeurant, de se rendre compte si je vous ai bien compris; et si j'ai eu raison d'être à dessein aussi limitatif.

*
* *

Je n'ai pas, bien entendu, à vous refaire ici l'histoire anatomo-pathologique et clinique des diverses sortes de cirrhose vasculaire. Cela m'entraînerait évidemment trop loin et détournerait votre attention du but que nous poursuivons surtout ici : la Thérapeutique proprement dite.

C'est à ces formes, qui sont d'ailleurs classiques, que la chirurgie s'est attaquée depuis quelques années; et ce sont ces tentatives que j'ai à vous résumer, en les accompagnant des quelques réflexions qu'elles m'ont suggérées, car j'ai peu eu, par moi-même, l'occasion d'intervenir chez des malades de ce genre, la plupart du temps toujours confiés aux médecins praticiens.

Je le regrette très vivement aujourd'hui, car, au lieu de n'avoir à vous soumettre qu'une sorte de revue générale et qu'une ébauche bibliographique de la question, j'aurais pu vous apporter des faits indiscutables et des appréciations basées sur l'expérience personnelle : ce qui est toujours préférable.

Dès 1899, Pantaloni, dans son importante *Chirurgie du Foie*[1], avait montré les résultats que donne au moins la simple laparotomie (puisqu'il n'avait pas à s'occuper dans cet ouvrage de l'Opération de Talma), en citant les faits de Quénu et J. Wallace.

En tout cas, je vais m'efforcer de combler cette grosse lacune de nos traités classiques de pathologie chirurgicale, non seulement en utilisant les thèses qui ont été subies ces années dernières en France, mais surtout en m'inspirant des faits qui ont été publiés à l'étranger et en particulier en Hollande, dans l'entourage même de Talma, près duquel j'ai cru devoir prendre les renseignements les plus circonstanciés.

*
* *

Les principaux modes d'intervention préconisés contre les cirrhoses vasculaires peuvent être classés de la façon suivante :

1° *La Paracentèse*, destinée à évacuer le liquide de l'ascite symptomatique.

La Laparotomie abdominale, dans le but d'obtenir le même résultat, présentant les variétés suivantes :

2° *Typique simple*, dite *exploratrice*, qui a été très rarement utilisée *de parti pris*;

3° Suivie de *drainage du péritoine*, intervention d'exception;

1. J. Pantaloni, *Chirurgie du foie et des voies biliaires*, Paris, Inst. de Bibliogr., 1899, in-8, p. 53.

4° La *Laparotomie vaginale*, essayée dernièrement;

5° L'*omentopexie*, ou *Opération de Talma*, opération typique à l'heure présente, et parfaitement réglée.

6° L'*Anastomose porto-cave*, ou *Opération de la Fistule d'Eck*, transportée tout récemment du domaine de la Physiologie dans celui de la Clinique.

I. — Paracentèse.

En réalité la *paracentèse*, plus connue sous le nom de *ponction de l'ascite*, est plutôt, à l'heure présente, un mode de traitement médical de l'*ascite* qu'une intervention chirurgicale proprement dite, dirigée contre la cirrhose vasculaire. Aussi ne nous attarderons-nous pas dans son étude.

Technique. — Mais il importe tout d'abord de remarquer qu'il s'agit ici, non pas d'une ponction unique, ou même de ponctions multiples, mais de *ponctions très répétées*. On n'a guère obtenu de résultats appréciables, en effet, au point de vue *curatif*, pour la *cirrhose* du moins, qu'après un grand nombre de ponctions [on a été jusqu'à en faire plus de 110 (cas de Quincke)]. Il faut donc, d'abord, pour appliquer cette méthode, avoir affaire à des *malades très résistants*, et surtout ne pas avoir d'accidents d'infection, au cours des interventions successives. Or, dans la plupart des circonstances, on se trouve précisément placé dans des conditions tout opposées. Ce qui nous dispense d'insister et doit nous engager à chercher la solution du problème posé au clinicien dans une tout autre voie : celle des interventions à ciel ouvert, et où l'on s'attaque directement à la cause de la maladie elle-même.

Variante opératoire. — Au lieu de recourir aux *ponctions très répétées*, on a jadis eu recours à la ponction, suivie de *drainage permanent* : ce qui était une façon d'obtenir un résultat analogue.

C'est Kelly (de Philadelphie)[1], qui, en 1887, a employé cette méthode, d'ailleurs complètement abandonnée aujourd'hui par son auteur lui-même, et avec raison. Bien entendu, il avait affaire à un cas particulier, qui ne présente pas un intérêt suffisant pour que nous le rappelions ici. Disons seulement qu'il réalisa ce drainage permanent à l'aide d'un *trocart*, laissé en demeure.

Résultats. — Appliquée à l'ascite des cirrhoses vasculaires, la *paracentèse répétée* a donné des *améliorations* réelles, sinon des guérisons durables; voilà ce qu'il ne faut pas oublier et ce qu'il était important de souligner ici! Nous parlons, bien entendu, de

1. Kelly, *Med. News*, Philadelphie, 1887, I, 617-619.

résultats notablement éloignés de l'acte opératoire, toujours bénin.

Certes, les faits, démonstratifs à ce point de vue et hors de critique, sont assez rares. Mais il y en a; et il faut absolument les consigner, en face de ceux qui vont suivre.

Le plus typique d'entre eux est celui de R. L. Mac Donald. Le malade, *quatre ans* après la dernière ponction, se portait encore bien (il y avait eu 60 ponctions). Cet auteur cite encore un autre cas; mais il n'a été vu que *six mois* après la 31e ponction : ce qui n'est pas suffisant. Je connais, pour ma part, un malade, qui, après 20 ponctions, est resté depuis deux ans dans un état très satisfaisant; et beaucoup de médecins (Mantel[1], etc.) pourraient citer des cas analogues. Mais un très grand nombre de ces faits ne sont malheureusement pas publiés.

Il faut répéter pourtant qu'en général, d'après les remarques récentes de W. Hale Wite, on n'obtient pas de résultats appréciables par les ponctions répétées.

Le mécanisme de la guérison, dans le cas de ponctions très fréquemment répétées, peut d'ailleurs s'expliquer par le *développement d'adhérences* entre l'épiploon et la paroi abdominale, au niveau des points de ponction.

Quand, en effet, on enfonce un trocart dans l'abdomen, même dans la région sus-pubienne, et dans les cas d'ascite un peu abondante, on a de notables chances de rencontrer sous la pointe de l'instrument la partie inférieure de l'épiploon, qui flotte sur le liquide, et de le perforer : d'où une petite plaie qui favorise la soudure de cet organe avec la face péritonéale qui entre en contact avec lui.

Il n'est même pas besoin sans doute, de traverser avec le trocart l'*épiploon* pour obtenir une adhérence. En effet, il suffit qu'il y ait *plaie péritonéale* pour que la soudure puisse avoir lieu.

Le plus grand défaut de cette méthode thérapeutique n'est en somme que sa *lenteur d'action*, car, en attendant, l'état général des malades s'altère, et les empêche de pouvoir bénéficier de l'amélioration notable, qui suit très souvent cette soudure.

II. — Laparotomie simple.

Il faut remonter aux premières interventions dirigées entre les affections des voies biliaires pour trouver des *laparotomies explo-*

1. Mantel (P.). — De la guérison de la cirrhose atrophique du foie par les paracentèses répétées et de l'inefficacité de la laparotomie simple, *Arch. prov. de Chir.*, 1904, 1er juill., p. 444-446.

ratrices, exécutées, la plupart du temps sans diagnostic certain, lors de *cirrhoses diverses*.

Il n'y a donc nulle exagération à prétendre que ces laparotomies, pour la plus grande majorité, n'ont pas été exécutées de *parti pris* pour lutter contre la maladie que nous étudions.

Quoiqu'il en soit, ces interventions d'exception, qui sont demeurées assez rares, ont donné des résultats si peu prévus qu'ils méritent d'être examinés et discutés, avant d'ébaucher l'étude de l'opération de Talma. La tâche sera d'ailleurs facile, grâce aux travaux antérieurs, et en particulier à celui de de Bovis [1], et à la thèse de B. Sallard [2], parue en 1900.

Malheureusement, B. Sallard, et après lui M. Guillot [3], ont confondu, dans leurs études respectives, les diverses sortes de cirrhoses. Désirant, avant tout, ne pas suivre les mêmes errements, je laisserai de côté les faits qui indiscutablement ressortissent de la *cirrhose biliaire*, comme ceux de Segond (*hépatite infectieuse biliaire*); de Routier (*Angiocholite biliaire*); de Delbet [*a*) *Syphilis du foie*; *b*) *Angiocholite*; *c*) *Cirrhose hypertrophique*]; de Quénu (*Angiocholite*); de H. Delagenière (1900), etc., pour me borner à ceux de Robert O'Callaghan (1880), de Quénu (1891); de Folet (1890), Smith (1900), Markoe, Commandini et Salvolini, Grissow, Clementi (1900), Markoe (1902), etc., en particulier.

Mais certains de ceux-là mêmes sont assez discutables, du moins au point de vue du *diagnostic* de « Cirrhose vasculaire », seule affection que nous ayons à étudier ici. Aussi sommes-nous très embarrassé pour savoir, si oui ou non, nous devons, en définitive, les admettre ou les rejeter, malgré l'opinion des auteurs ci-dessus cités. C'est ainsi que le cas de Nicaise [4], cité par Egrot [5], se rapporte à une ascite symptomatique d'une tumeur de l'ovaire, et non pas à une cirrhose atrophique.

Opérations typiques. — 1° Toutefois les cas mentionnés par Robert O'Callaghan (de Londres) [6] paraissent, par contre, assez nets. En effet cet auteur écrivait en 1899 :

1. R. de Bovis, De l'action de la laparotomie sur les processus chroniques de la cavité abdominale (Tuberculose exceptée), *Gaz. des hôp.*, Paris, 1898, 24 déc. 1357.

2. B. Sallard, *Des effets curatifs de la laparotomie dans certaines affections hépatiques*, Paris, Jouve et Boyer, 1900, in-8, 47 p.

3. M. Guillot, De l'intervention chirurgicale dans les cirrhoses biliaires et alcooliques, *Gaz. heb. de Méd. et de Chir.*, Paris, 1902, 16 janv., 105, 49-54.

4. Nicaise, Laparotomie pour ascite dans un cas de tumeur de l'ovaire, *Bull. et mém. de la soc. de chirurgie*, 1885, 25 mars.

5. Egrot, *Thèse Paris*, *loc. cit.* plus loin.

6. Il y a une erreur dans le texte du chirurgien anglais. Il n'a bien fait, comme on le verra plus loin, que des *laparotomies simples* dans ces circonstances, et non pas des opérations de Talma, comme Morison.

« J'ai lu avec d'autant plus d'intérêt le mémoire de M. Rutherford Morison, paru dans la *Lancet* du 28 mai sur ce sujet, que je pense avoir été *le premier* à préconiser ce procédé de traitement dans ces cas, procédé que j'ai employé avec un succès relatif depuis 1880[1]. Comme il s'est écoulé un temps considérable depuis, vous seriez bien aimable de me permettre de rappeler brièvement cet extrait de mon mémoire à la section de chirurgie de l'*Académie de médecine d'Irlande*.

« Quand j'ai affaire à un cas d'abdomen distendu par l'ascite, je ne le ponctionne pas, quelles que soient les circonstances. J'ai l'habitude d'*ouvrir l'abdomen*, préparé pour une opération d'urgence, par une *incision* suffisante pour l'introduction de l'index : ce qui permet à un chirurgien expérimenté de se rendre compte en une minute de l'état exact de la cavité abdominale. On obtient quelquefois, par ce procédé, la *guérison* dans les cas d'*ascite hépatique* simple, et, en tout cas, le liquide met bien plus longtemps à se reproduire qu'avec la ponction... Ceci paraîtra à certains d'entre vous héroïque et incroyable ; mais je puis vous affirmer, d'après ma propre expérience, que rien n'est plus vrai et qu'en employant ce procédé, non seulement vous vous rendez compte de l'état exact de la situation, mais encore vous courez moins de risques (s'il y en a?) qu'en plongeant un trocart dans un abdomen distendu. Quand à la façon dont se produit la guérison, nous l'ignorons ; nous n'avons que constaté le fait.

« Les détails du traitement que j'indique sont très simples : Après avoir ouvert l'abdomen, par une petite *incision*, juste au-dessus de l'ombilic, je *romps les adhérences*, qui, dans certains cas, sont considérables dans la région hépatique ; je lave la cavité abdominale à l'eau chaude (112° F.), jusqu'à ce que l'eau sorte claire ; et je referme l'abdomen, *sans laisser de drain*. »

Comme on vient de le voir par cette note, Robert O'Callaghan a donc été l'un des premiers à recommander la laparotomie simple (mais non pas l'opération de Talma) dans l'ascite due à une cirrhose atrophique ; et il est bien regrettable qu'il n'ait pas donné des détails plus circontanciés sur les malades qu'il a ainsi traités.

2° Le *cas de Quénu*, qui est considéré par de Bovis comme un beau succès de la simple laparotomie pour une *ascite avec cirrhose atrophique*, est discutable. Si l'on relit l'observation, publiée par Longuet[2], qui d'ailleurs y a vu avec raison une cirrhose

1. *Lancet*, Lond., 1899, 17 juin, p. 1663.
2. L. Longuet, *Traitement chirurgical de l'angiocholécystite (non calculeuse)*, Paris, Soc. d'Éd. scient., 1895-1896, n° 151. — Dans le volume in-8 du moins, il s'agit de l'observation IV (p. 209), et non de l'obs. II (p. 207), comme l'a écrit de Bovis.

biliaire, on note qu'il y avait, avec l'ascite, de la *périhépatite*, cause peut-être de cet épanchement; et il s'agit, en réalité, non pas d'atrophie vraie du foie, comme l'a écrit de Bovis, mais d'*hypertrophie*.

Certes M. Quénu dit : « Le foie est de consistance *dure*, *cirrhotique*, à surface finement granuleuse... On incline à penser qu'il s'agit d'une *cirrhose atrophique* hypertrophique (ainsi s'expliquerait l'augmentation de volume...) ».

Mais cela n'est pas suffisant; et il est permis de douter encore du diagnostic, d'autant plus que Longuet (sans doute d'après Quénu, son maître) n'a pas hésité à se servir de ce cas pour sa thèse, dont le sujet n'avait rien à voir avec les cirrhoses vasculaires.

3° Le *cas de Folet*, publié par G.-L. Defaux [1], étiqueté comme *cirrhose atrophique*, est bien moins discutable, quoique l'on ne retrouve guère dans les antécédents de la malade les causes habituelles de cette affection. Le foie était bien irrégulier et granuleux, et présentait des indurations cloutées; or, les cirrhoses biliaires ne donnent pas d'ordinaire des phénomènes analogues. Ce fait paraît donc nettement rentrer dans la catégorie de malades que nous étudions. Malheureusement l'ascite réapparût dès les premiers jours qui suivirent l'opération; et il fallut faire deux *ponctions*.

Par suite, on doit enregistrer ce fait, sinon comme un insuccès, du moins comme un *demi-succès*. D'ailleurs cette malade n'a pas été suivie assez longtemps pour qu'on puisse tabler sur cette observation de façon définitive; mais elle paraît bien rentrer dans le cadre de l'affection qui nous occupe; et c'est surtout pour cela que nous attirons l'attention sur elle, comme sur celles de O'Callaghan.

4° Nous avons découvert, enfin, en parcourant la littérature consacrée à l'opération de Talma, une autre observation de laparotomie pour cirrhose atrophique; et nous croyons devoir en rapporter ici la traduction in extenso, car elle a complètement échappé aux auteurs qui nous ont précédé. L'opération fut exécutée en 1896 à l'instigation de Talma lui-même [2] par von Eiselsberg; malheureusement elle n'a donné qu'un résultat absolument négatif. Ce qui a obligé précisément plus tard le médecin à faire pratiquer chez ce sujet l'opération plus complexe qui porte son nom.

1. G.-L. Defaux, *Contribution à l'étude de la laparotomie exploratrice*, Thèse de Lille, in-4°, p. 132.
2. Talma, *loc. cit.* plus loin.

Observation I (von Eiselsberg-Talma, 1896). — *Mal de Bright avec glomérulo-néphrite. Cirrhose atrophique. Ascite. Ponctions. Laparotomie exploratrice. Ponctions. Guérison. Évolution des accidents du côté du foie.*

O. de H..., âgé de neuf ans, vient le 16 janvier 1896 à la clinique médicale de cette ville (Utrecht). Il y a une semaine, le malade commença à se plaindre de douleurs abdominales. Son médecin, M. le Docteur Hocke Hoogeboom, eut l'amabilité de nous communiquer que, dans l'urine du malade, il avait trouvé beaucoup de cylindres, beaucoup d'albumine et du sang; que le garçon, jusqu'au début de sa maladie, avait été bien portant, et que deux personnes de sa famille ayant été atteintes, il y a un an, de scarlatine, il en était resté indemne.

16 janvier 1896. — Ascite. Le foie et la rate sont augmentés de volume et flottent dans le liquide. Le diaphragme est élevé. Le bord inférieur des deux poumons est sur la ligne axillaire antérieure, contre le bord supérieur de la cinquième côte. Bruit systolique et hypertrophie du cœur. A la fin de l'inspiration pulmonaire, on entend des râles fins, humides (pneumonie séreuse). Œdème des jambes, de la face et des mains. L'urine, trouble, renferme de l'hémoglobine, de la méthémoglobine, et des particules colorées en noir par un dérivé de l'hémoglobine. Teneur en albumine de l'urine filtrée = 4 p. 1000. Paracentèse : *Ponction abdominale.* On retire 1 750 centimètres cubes d'un liquide séreux, ayant un poids spécifique de 1,009. Suintement par l'orifice de la ponction.

17 janvier. — Diarrhée après calomel. Prolapsus de l'épiploon par l'orifice de la ponction. Nouvelle paracentèse, qui donne issue à une grande quantité de liquide. La réduction de l'épiploon est ensuite facile. Dans l'urine, de couleur rouge-brun, on trouve de très nombreux corpuscules bruns noirâtres, plus grands ou plus petits les uns que les autres, de nombreux leucocytes et des cylindres garnis de noyaux ou de cellules en dégénérescence nucléaire (cellules épithéliales de l'urètre). Ce sont les cylindres qui étonnent surtout par leur nombre et la forte variété de leurs dimensions.

18 janvier. — Urine très riche en hémoglobine et en méthémoglobine. Diarrhée après calomel. Quantité d'urine en vingt-quatre heures : un demi-litre.

21 janvier. — La quantité d'urine a augmenté un peu. Poids spécifique = 1,012. Ses éléments constituants sont identiques à ceux du 12 janvier. Albumine = 4 p. 1000. L'œdème préputial a disparu; celui de la face a diminué. Diagnostic : Mal de Bright parenchymateux aigu et glomérulo-néphrite. Le malade n'ayant pas été atteint les années précédentes par la scarlatine, c'est là une raison pour admettre que l'affection rénale n'est pas d'origine scarlatineuse.

Le liquide du péritoine, avec très peu de leucocytes et un poids spécifique de 1,009, est vraisemblablement du « transsudat ». Sa culture ne produit pas de microbes. Les chromocytes du malade restent même dans ce liquide, sans modification de forme ni de grandeur; ils ne présentent pas plus les formes ridées connues que dans le sérum sanguin lui-même. Il ne paraît donc pas exister de différence de tonus entre le sérum du sang et le liquide ascitique. Les leucocytes du sang du malade se meuvent même dans le liquide ascitique comme dans le sérum sanguin[1]. — La nature de l'hypertrophie du foie et de la rate n'est pas nette [à ce sujet je laisse ici de côté toutes les possibilités qui sont discutables].

OPÉRATION. — *25 janvier 1896.* — L'abdomen est encore une fois gros. *Laparotomie.* On trouve que le péritoine est normal. Le prolapsus de l'intestin et de l'épiploon est la cause du gros ventre; car il ne s'est écoulé que relativement peu de liquide. La paroi abdominale est fermée.

1er février. — L'abdomen est gros une fois de plus : paracentèse. De nouveau, prolapsus de l'épiploon. Ce n'est que par actions successives que l'on obtient 650 centimètres cubes de liquide.

10 février. — Paracentèse, qui ne donne aucun résultat.

12 février — Paracentèse : 1 750 centimètres cubes de liquide; poids spécifique = 1,010; teneur en albumine = 3,5 p. 1000; très peu de leucocytes.

13 février. — La plaie va bien et laisse suinter beaucoup de liquide. Elle reste avec ce suintement jusqu'au 16 février.

16 février. — *La partie prolabée de l'épiploon est réséquée et le reste réduit.*

24 février. — L'abdomen est encore gros.

1er mars. — Paracentèse : 2 litres de liquide.

Le foie est devenu *plus petit et plus dur, et a une surface granuleuse.* La rate est grosse et dure comme auparavant; son bord inférieur se trouve sur la ligne horizontale passant par la crête iliaque antéro-supérieure.

L'urine renferme 1 p. 1000 d'albumine, un peu d'hémoglobine et de méthémoglobine et quelques leucocytes, enfin, des chromocytes et des cylindres comme au début de la maladie. L'affection rénale paraît donc s'être améliorée. L'œdème ayant disparu sur les autres parties du corps, et l'état général s'étant beaucoup amélioré, on porta le diagnostic suivant : *Cirrhose du foie avec rétraction du tissu conjonctif*, ascite et hypertrophie de la rate par stase veineuse[2].

1. Pour cette observation, on portera sur des lames avec la plus grande précaution et aussi rapidement que possible de petites gouttelettes renfermant des cellules sanguines mélangées au liquide ascitique aussi bien que du sang même, et on recouvrira avec de grandes lamelles. On coulera aussitôt de la paraffine autour des lamelles. Ainsi protégées contre toute perte d'eau par suite d'évaporation et contre tout autre action extérieure nuisible, les préparations seront l'une après l'autre placées sous un bon microscope et comparées entre elles. En outre, on ne doit pas oublier que, dans le sang même si une évaporation absolue est impossible, les chromocytes prennent une forme ridée et l'aspect d'une pomme épineuse; leurs terminaisons (cellulaires) sont exclusivement sensibles, comme les cils vibratiles, ou plus denses et irrégulières. Ce ratatinement est donc un signe de nécrobiose. Il est caractéristique; car, dans beaucoup de « maladies du sang », comme la chlorose, l'anémie progressive, la leucémie, la pseudo-leucémie, etc., ordinairement il est plus marqué chez les chromocytes; tandis que, dans le sang normal, beaucoup de cellules ne modifient pas leurs formes.

2. Voir, plus loin, à l'Opération de Talma, la suite de cette remarquable observation.

*
* *

Comme on vient de le voir, la laparotomie simple pour cirrhose vasculaire n'a, en somme, jusqu'à présent, que quelques faits, à peu près indiscutables, à son actif. Ce qui est vraiment trop peu pour nous permettre de discuter plus longtemps les avantages ou les inconvénients de cette intervention aussi réduite que possible.

Le résultat noté par Talma étant négatif et celui de Follet n'étant pas d'ailleurs très encourageant, malgré les réflexions enthousiastes de Robert O'Callaghan et les faits déjà rapportés[1] et récents[2] (1900 à 1903), on est parfaitement autorisé à conclure que cette question des effets thérapeutiques de la simple laparotomie dans la cirrhose alcoolique est tout à refaire, au point de vue scientifique. Mais, en pratique, il est d'ores et déjà à peu près acquis que cette intervention doit être insuffisante, et qu'il n'y a probablement aucun intérêt à s'y attarder plus longtemps.

Il est d'ailleurs très facile de s'expliquer pourquoi une telle laparotomie, simplement exploratrice, et bien faite, n'a pas beaucoup de chances d'amener la guérison d'une ascite, et par suite de la cirrhose vasculaire d'origine.

En effet, une intervention, absolument aseptique, ne provoque pas d'ordinaire la production d'adhérences post-opératoires entre la paroi du ventre et l'épiploon, au niveau de l'incision. Une fois l'abdomen ouvert et refermé, il n'y a rien de changé dans l'état anatomo-pathologique des parties.

La guérison ne pourrait survenir dans ces cas que si l'ouverture du péritoine n'était pas absolument exempte d'infection, ou dans des circonstances rares, dans lesquelles l'épiploon se trouverait assez longtemps en contact immédiat avec la ligne d'incision abdominale, fait qui doit rarement pouvoir se présenter, puisque la laparotomie vide complètement le ventre et permet à l'épiploon d'occuper sa place normale.

Et les cas de R. O'Callaghan ont sans doute été suivis de succès, parce que cet auteur ne se bornait pas à ouvrir l'abdomen, mais à ajouter à cette acte une *destruction des adhérences pathologiques* périhépatiques, pouvant amener ultérieurement des *adhérences postopératoires*. Signalons enfin qu'il *lavait le péritoine*, avant de le refermer.

1. Smith aurait fait environ une cinquantaine de laparotomies dans ces conditions, avec plus ou moins de succès.
2. Voir, pour les suites, la note de Mantel.

III. — Laparotomie suivie de drainage.

Cette intervention est caractérisée par l'addition d'un *drainage*, plus ou moins compliqué, une fois la cavité péritonéale vidée du liquide ascitique qu'elle renferme.

C'est une opération de grande exception, presque de fortune, qui n'a d'ailleurs été exécutée de parti pris que fort rarement. On n'y a eu recours que dans des cas exceptionnels, et parfois même dans le but spécial, qui ne nous intéresse pas aujourd'hui, de lutter contre tout autre danger (crainte d'infection ou autre, après ouverture de l'ascite) que celui de la cirrhose elle-même et de ses symptômes.

En Allemagne, d'après Mongour[1], cette opération n'aurait donné que des résultats désastreux (eschares très fréquentes par écoulement de liquide ascitique).

On l'a utilisée surtout quand l'ascite était compliquée d'une tumeur abdominale (kyste ou néoplasme de l'ovaire, etc.), mais très rarement dans les cas de cirrhose vasculaire. Un travail, important, la thèse d'Egrot[2], a été, en 1898, consacré à cette opération; toutefois il ne cite pas, en réalité, de cas de cirrhose vasculaire traités de cette façon. Et les seuls faits que nous connaissions sont au nombre de trois seulement : ceux de J. Wallace (1897), mentionné pour la première fois par de Bovis, puis par Pantaloni; celui de R. F. Weir (1898), et enfin celui, plus récent, de Lanphear (1900).

A. Opération typique. — Le cas de Wallace, d'après de Bovis, serait un succès dans un cas de *cirrhose alcoolique*. Lejars[3] a écrit en 1903 : « J. Wallace a cité plusieurs exemples d'*ascites cirrhotiques*, guéries de façon durable, par l'incision et le drainage ». Mais, en réalité, il n'y a qu'un fait de Wallace relatif à une *cirrhose*. A la lecture de cette observation, que nous avons tenu à traduire in extenso, on verra, d'ailleurs, qu'il s'agit bien d'une *cirrhose à la période hypertrophique* [il y avait eu jadis des douleurs abdominales, qui doivent d'autant plus faire penser à une *périhépatite* qu'on a trouvé des dépôts fibrineux à la surface de l'organe hépatique]. Ce fait a donc encore une allure clinique particulière; mais, au point de vue opératoire, il s'agit bien d'une laparotomie avec drainage typique.

1. *Gaz. hebd. sc. méd. de Bord.*, 1904, 3 janv., p. 9.

2. G. Egrot, *De l'incision suivie de drainage substituée à la ponction comme traitement palliatif de certaines ascites*, Paris, Jouve, 1898, n° 578, in-8°, 56 p.

3. F. Lejars, La chirurgie des grosses ascites, *Semaine médicale*, Paris, 1903, 25 mars, n° 12, p. 96.

Obs. II. (A.-J. Wallace, 1896[1]). — *Cirrhose à la période hypertrophique. Ascite. Laparotomie avec drainage. Guérison.*

Une femme mariée, âgée de quarante ans, fut admise à « Liverpool Royal Infirmary » le 12 août 1896 pour tumeur de l'abdomen, et parfois gonflement des paupières, remontant à sept mois. Elle avait depuis six semaines des *douleurs abdominales* très vives. Menstruation normale, de même que les reins, les poumons, la circulation.

L'abdomen était plus ou moins uniformément distendu; la peau était tendue et brillante, les veines bien apparentes. Les flancs présentaient quelques irrégularités. La palpation et la percussion révélaient la présence d'un liquide *ascitique*. Les viscères pelviens étaient normaux, sauf l'utérus qui était légèrement dévié à gauche et moins mobile que normalement.

Opération. — On se décida à pratiquer une incision exploratrice, le 25 août. On incisa la cavité péritonéale sur la ligne médiane, sur une longueur de deux pouces et on évacua 10 pintes de liquide ascitique. L'exploration des organes pelviens ne décela rien de bien anormal. Le foie présentait une *hypertrophie considérable*, d'environ 2 pouces. Sur la ligne mamelonnaire, et à sa surface inférieure, on sentait deux inégalités. On enleva de l'une d'elles un morceau de fibrine, avec le doigt. En les regardant au spéculum tubulaire, on voyait qu'elles étaient le siège d'une exsudation lymphatique, tandis que le péritoine hépatique environnant était épaissi, lisse et d'aspect décoloré, gris blanc, comme à la partie supérieure du foie ou entre les régions décolorées, se trouvaient des parties congestionnées et bien colorées en rouge brun. Le péritoine entier était très-épaissi, avec augmentation et congestion des vaisseaux du sang, mais il ne paraissait pas y avoir d'autres sièges d'exsudation lymphatique.

Lavage de la cavité abdominale et *drainage* par l'angle inférieur de la plaie, qui fut suturée à la soie.

Suites. — Écoulement abondant de liquide séreux pendant douze heures; puis diminution graduelle. Guérison complète de la malade, qu'on garda en observation jusqu'au 9 octobre, et qui depuis se porte bien.

Il n'en faut pas moins conclure que ce cas de Wallace est un succès probable à mettre à l'actif de la *laparotomie*, avec *drainage* qui a dû, en l'espèce, jouer un rôle assez important; toutefois, il importe de faire remarquer que la malade n'a été suivie en somme qu'un mois et demi à peine.

B. Variantes opératoires. — *a) Grattage du péritoine.* — En 1898, R. F. Weir[2] a eu recours, pour traiter l'ascite de la cirrhose, à une manœuvre spéciale, complémentaire de la laparotomie avec drainage ou de l'omentopexie, qu'il nous faut indiquer.

1. *British med. Journ.*, 10 juillet, 1897, p. 79.
2. R.-F. Weir, On re-establishing surgically the interrupted portal circulation in cirrhosis of the liver, *Med. Rec.*, N. Y, 1899, LI, 149-151.

Il gratta le péritoine péri-hépatique, à la partie antéro-supérieure du lobe droit, puis celui de la face inférieure du diaphragme et de la paroi de l'abdomen, cela avec le tranchant d'une curette d'acier; puis il arrêta l'hémorragie produite, avant de refermer le ventre et de fixer l'épiploon à la plaie.

On notera surtout, dans ce cas de Weir [1], la façon dont fut établi le drainage de la cavité abdominale, à l'aide d'un orifice sus-pubien, et grâce à l'emploi d'un drain en verre, avec siphon particulier.

Ce manuel opératoire, trop compliqué, n'est évidemment pas à recommander; et, si nous avions à tenter un drainage après laparotomie pour une affection comme une cirrhose compliquée d'ascite, nous aurions recours soit au drain simple de caoutchouc placé dans l'angle inférieur de la plaie, comme a dû le faire Wallace, soit à l'emploi de la gaze, comme l'a fait un autre chirurgien, dont il nous reste à faire connaître l'intervention.

b) *Hépatopexie.* — Le cas de Lanphear est encore plus complexe, car, dans ce fait, la laparotomie avec drainage a été compliquée d'une véritable *hépatopexie*, par l'intermédiaire de la capsule de Glisson. Cette observation est — malgré cette complication sans grande importance pour le traitement de la lésion qui nous occupe — intéressante, parce que le *drainage* a été ici fait très soigneusement, et maintenu pendant au moins dix-huit jours.

Elle serait très précieuse si, malheureusement, — au point de vue scientifique du moins —, l'opérateur, pour obtenir plus sûrement une guérison, n'avait pas cru devoir ajouter une véritable omentopexie à ce drainage : ce qui fait que, statistiquement parlant, il faut absolument ranger l'intervention de Lanphear parmi les opérations de Talma avec drainage, et non pas dans la catégorie de faits que nous étudions ici. Cependant, pour qu'il ne puisse plus rester de doute dans l'esprit de personne, nous avons tenu à donner in extenso la traduction de ce cas, remarquable par la guérison obtenue.

Obs. III (E. Lanphear, 1899 [2]). — *Cirrhose alcoolique. Ponctions pour ascite. Laparotomie avec hépatopexie. Omentopexie pariétale. Drainage par gaze de dix-huit jours de durée. Guérison.*

Homme de cinquante-six ans, *grand buveur d'eau-de-vie*, peut-être syphilitique, ayant commencé à avoir de l' « indigestion » en 1896, puis des troubles gastriques allant jusqu'à l'hématémèse. Un médecin

1. On trouvera plus loin le texte de cette observation (voir Omentopexie).
2. E. Lanphear [Opération pour cirrhose du foie], *Amer. J. of Surgery a. Gynecology*, Saint-Louis, 1900, XIX, n° 2, p. 20.

consulté diagnostiqua une hypertrophie du foie et de la rate. En 1898, on lui fit à plusieurs reprises des ponctions, qui évacuèrent de grandes quantités de liquide. Le malade, de plus en plus effrayé par ces ponctions, vint me consulter en 1899, pour savoir s'il ne serait pas possible d'établir un drainage permanent. A ce moment, précisément après une ponction, le foie était assez réduit de volume et la rate hypertrophiée; mais les veines de la paroi abdominale étaient un peu plus grosses; les veinules de la zone inférieure du thorax étaient normales; la peau était jaune et légèrement ictérique; l'urine rare contenait beaucoup d'urates et de l'albumine; facies hépatique caractéristique. Le malade, résolu à tout plutôt qu'à recommencer les ponctions, consentit à une opération.

Opération. — L'abdomen fut incisé largement, par une incision courbe parallèle au rebord costal, et le foie *suturé dans la plaie*, en fendant la capsule de Glisson et en l'attachant au bord supérieur de l'incision de la paroi. L'épiploon, avec ses troncs veineux largement dilatés, fut bien rentré dans la plaie, et fixé par 7 ou 8 sutures de catgut. On établit un *drainage permanent*, en introduisant de la gaze iodoformée dans l'angle le plus déclive de la plaie.

Suites. — L'abdomen resta ouvert *dix-huit jours*, sans infection péritonéale, et avec drainage très large tout d'abord. Au bout de ce temps, l'écoulement avait assez diminué pour qu'il fût possible de fermer la plaie. On aviva les bords et on sutura. La guérison se fit rapidement. Le liquide se reforma bien un peu mais non en quantité suffisante pour l'évacuer de nouveau. L'état général s'améliora si vite que quelques semaines après l'opération le malade avait repris son travail au comptoir.

L'observation de Lanphear devant être écartée désormais de ce chapitre, il ne reste en réalité à l'actif de la laparotomie suivie de drainage que les deux faits de Wallace et de Weir, qui sont d'ailleurs tout à fait insuffisants pour permettre de juger la valeur thérapeutique réelle de ce mode opératoire. La question reste donc pendante; et la parole est encore à l'expérience, sinon à la clinique elle-même, les résultats obtenus avec l'opération de Talma devant engager les médecins à étudier désormais de préférence cette autre intervention.

Pourtant, on comprend très bien dès aujourd'hui pourquoi on a obtenu des résultats thérapeutiques réels dans quelques cas de laparotomies suivies de *drainage* prolongé. Certainement, ce modus faciendi amène le *développement d'adhérences* de nouvelle formation entre l'épiploon sous-jacent et la face profonde du péritoine pariétal. Petit à petit les vaisseaux veineux néoformés augmentent de volume et créent une voie de dérivation à la circulation porte : ce qui peut-être est la cause de la non-réapparition de l'ascite, puis de sa disparition progressive, si elle s'est montrée à nouveau après l'opération.

Les faits que nous avons cités plus haut s'expliquent donc très bien; et on peut se demander si vraiment il n'y aurait pas intérêt à tenter encore quelques essais dans cette voie, quoiqu'il s'agisse là d'une opération bien moins réglée que celle que nous aurons surtout à étudier.

IV. — Laparotomie vaginale.

On a préconisé récemment contre l'ascite, et partant la cirrhose atrophique, l'incision du cul-de-sac vaginal. Cette nouvelle voie n'en est qu'à ses débuts; et on ne peut apprécier encore les services qu'elle peut rendre.

C'est notre collègue Villar (de Bordeaux) qui, fin 1903, s'est fait le défenseur de cette méthode en France. Mais il paraît avoir été précédé dans cette voie par Bunge, en Allemagne. Il est vrai que cet auteur n'a eu qu'un décès dans son intervention [1].

Nous n'avons que peu de détails sur le cas de Bunge, car nous ne connaissons de ce fait qu'un résumé ainsi conçu [2] :

« Cirrhose atrophique du foie, avec ascite considérable. L'omentopexie n'a donné aucun résultat; et la malade fut atteinte de péritonite, consécutive à une colpotomie postérieure, exécutée dans le but de drainer le péritoine. »

Comme le montre le texte qui précède, cette laparotomie vaginale fut suivie d'*infection* mortelle; et cette observation ne peut par suite servir en rien la cause de cette voie d'intervention, qui, à première vue, ne paraît avoir aucune supériorité sur l'autre mode de laparotomie.

Quant au cas de Villar, auquel nous renvoyons, il n'a pas donné de résultat. Notre ami a dit à ce propos que l'évacuation par voie vaginale pourrait peut-être rendre des services, surtout si on l'accompagnait d'un bon *drainage*. C'est possible; mais attendons que la clinique ait parlé à nouveau, avant de conclure.

V. — Omentopexie (opération de Talma).

Définition. — On donne aujourd'hui le nom d'Omentopexie à l'opération qui consiste à fixer l'épiploon (*omentum*, épiploon) à la paroi de l'abdomen, et qui a pour but de créer des anastomoses entre les veines de cet organe (dépendance du système porte), avec celles de la paroi (dépendance du système cave).

1. Villar, *Soc. des sc. méd. de Bordeaux*, 4 déc. 1903; — *Gaz. hebd. des sc. méd. de Bordeaux*, 1904, 3 janvier.

2. Bunge, Die Talma' sche Operation, *Deut. Gesellsch. f. Chir.*, XXXI.

C'est l'une des plus curieuses inventions de la chirurgie aseptique moderne, qui paraît remonter au moins à 1889, et qui a même été exécutée par hasard en 1887.

Synonymie. — On a, au début, donné le nom d'*Opération de Talma* à cette intervention, parce que c'est le prof. Talma (d'Utrecht) qui en a eu le premier l'idée, et qui l'a défendue avec conviction et énergie. C'est un synonyme d'ordre historique, qui peut être conservé, quoique Talma ne soit pas chirurgien et n'ait jamais exécuté lui-même l'opération qui porte son nom !

Depuis, on a employé parfois le terme *Epiplooraphie*, le radical *raphie* étant pris dans le sens de *suture*. Mais, comme on a renoncé à cette terminologie des *raphies*, qui prête à la confusion, et adopté celle des *pexies*, pour les *fixations d'organes*, il est à souhaiter qu'on abandonne définitivement cette dénomination, qui n'a aucun avantage.

Le terme d'*Epiploopexie* est par contre tout à fait synonyme d'Omentopexie et même plus acceptable parce qu'il est bien formé grammaticalement (Omentopexie est un hybride du latin et du grec).

La dénomination d'*Opération de Morison*, parfois employée, n'est aucunement justifiée.

Historique. — En réalité, c'est Kummel (de Hambourg), qui, le premier, en 1887, a fait la première opération d'omentopexie, il est vrai sans le savoir, et surtout sans le faire exprès. Il n'a d'ailleurs mentionné cette intervention, qui ne constitua dans son esprit à cette époque qu'une *laparotomie* ordinaire, qu'en 1902 [1].

Voici comment G. Alexandre a résumé cette première observation, qui mérite d'être signalée à cette place, au moins à titre de curiosité historique.

Obs. IV (Kummel, 1897). — *Cirrhose. Fixation involontaire de l'épiploon à la paroi. Guérison.*

En 1887, nous avons fait une laparotomie chez un malade de trente-cinq ans pour hypertrophie du foie avec ascite, pensant à un kyste hydatique. Nous avons trouvé une cirrhose. En refermant la paroi, une partie de l'épiploon pénétra entre les points de suture et resta fixée dans la plaie. Trois mois après, nous revîmes le malade remis et capable de travailler. Il n'avait plus d'ascite, le foie avait diminué; mais il avait un peu d'ictère. Autour de la cicatrice abdominale, on voyait des veines fortement dilatées.

C'est après la publication de Talma que j'ai pensé aux conséquences heureuses de cette opération involontaire...

1. Kummell, Die chirurgische Behandlung der Ascite bei Lebercirrhose *Deut. med. Woch.*, Berl., 1902, 3 avril, n° 14, p. 242.

Il est difficile de savoir à quelle époque précise le prof. Talma a conçu l'intervention qui a rendu son nom célèbre dans les milieux chirurgicaux, car il ne l'a pas dit lui-même de façon formelle. Mais il est certain que son idée est notablement antérieure à la première opération qui ait jamais été faite de propos délibéré en 1889, quoiqu'il n'ait pas insisté sur ce point délicat[1].

En effet, cette première intervention est d'origine hollandaise; et l'on sait que le prof. Talma est titulaire de la chaire de clinique médicale de l'université d'Utrecht. Or, le premier chirurgien qui soit intervenu de la sorte, fin 1889 (d'après Leport[2]), est Van der Meulen; et l'on sait qu'il opéra sous l'inspiration de Talma. Chose curieuse, cette observation princeps n'a jamais été publiée in extenso par son auteur.

On n'en trouve qu'une mention trois ans plus tard; et Talma ne l'a pas signalée lui-même dans son mémoire de 1898, où il cite pourtant la seconde. Il est très probable que c'est parce que l'opéré *mourut* quelques heures seulement après l'intervention.

La seconde opération, qui est due à Schelkly, et qui remonte à 1891 (d'après Leport), a été citée par Lens dans son mémoire, et par Talma; mais l'opéré *mourut* encore, il est vrai cette fois quinze jours après l'intervention, d'infection péritonéale accidentelle. L'opération n'était donc pas fatalement mortelle.

Le premier *succès* opératoire est de Lens, 1891[3], un élève de Talma. Cet opéré vécut cinq mois et demi[4] : ce qui démontra, pour la première fois, que l'opération donnait des résultats appréciables.

Le quatrième cas est le premier de la série de Morison et Drummond. Comme les deux observations de leur mémoire[5], qui fait date, n'ont pas encore été traduites complètement en français, nous croyons utile de les donner ici in extenso.

Obs. V (DRUMMOND et MORISON [Cas II], 3 septembre 1894[6]). *Cirrhose avec hypertrophie du foie. Ascite avec ponctions. Omentopexie et drainage. Amélioration réelle. Mort par hémorragie (ulcère de l'estomac)*[7].

Mme S..., quarante-deux ans, malade du Docteur Blair, d'As-

1. Talma, *Zeit. f. klin. Med.*, 1895, t. XXVII, p. 1.
2. Ch. Leport, *Étude critique sur l'opération de Talma comme traitement de l'ascite*, Thèse, Paris, 1902.
3. Lens, *Nederl. Tidj. voor Geneesk.*, 1892, 10 mai, I, 645. Anal. in *Sem. méd.*, Paris, 1892, p. 256.
4. Et non pas 4 mois, comme l'a dit Leport (Voir le texte de la *Sem. méd.*, 1892, p. 256). Talma (1898) dit exactement : « 170 jours après l'opération ».
5. Drummond et Morison, A case of ascite due to cirrhosis of the liver cured by operation, *Brit. med. Journ.*, Lond., 1896, II, 728-729.
6. D. Drummond et Rutherford Morison, *Brit. med. Journ.*, Lond., 19 sept. 1896, p. 729.
7. C'est l'observation V d'Alexandre.

lington, s'aperçut, en 1893, que ses pieds étaient enflés, et, quelques mois plus tard, ses jambes. Première ponction en mai 1893. Du mois de mai au mois d'août, elle fut ponctionnée 48 fois, avec évacuation à chaque fois de 12 pintes de liquide en moyenne. Elle entra le 30 août 1894 à l'Infirmerie royale de Newcastle, dans le service du Docteur Morison. A son entrée, elle était faible, forcée de garder le lit, et très émaciée. L'abdomen était distendu par du liquide, mais sans aucun autre symptôme. Avant d'avoir l'abdomen enflé, sa santé était bonne; mais, un an auparavant, elle avait beaucoup souffert de dyspepsie.

Opération (le 3 septembre 1894). — Incision de l'abdomen entre l'abdomen et le pubis. Le foie était hypertrophié, pâle, lisse à la surface, et pas plus dur que normalement. Le reste de l'abdomen paraissait normal. On pratiqua la même opération que dans le cas suivant.

Suites opératoires. — Le drain fut enlevé quatorze jours après; et elle retourna chez elle le ventre distendu de nouveau. Elle survécut dix-neuf mois à l'opération et fut ponctionnée 60 fois pendant ce temps. On n'a pu pratiquer l'autopsie.

Le Docteur Blair a envoyé sur cette malade les notes suivantes : « L'influence bienfaisante de l'opération sur la santé de la malade a été très nette; et elle-même le faisait souvent remarquer. A sa sortie de l'hôpital, sa santé s'améliora rapidement et l'appétit était excellent; les mois qui suivirent, elle se sentait assez bien sauf l'accumulation constante et rapide du liquide ascitique après chaque ponction. Puis elle eut de la diarrhée et des vomissements, qui devinrent très répétés, et perdit l'appétit; l'état général devint mauvais. Parfois la digestion paraissait complètement abolie : la malade rendait tels quels les aliments ingérés dix-huit heures auparavant. Elle souffrit beaucoup d'éruptions cutanées affectant des formes variées, mais surtout papulaires. Elle eut plusieurs hématémèses d'une extrême abondance. Une hémorragie incoercible fut la cause immédiate de la mort. »

A notre avis, la mort survint dans ce cas par *ulcération de l'estomac*, n'ayant peut-être rien à voir avec la maladie ayant nécessité l'intervention, ou bien par suite de rupture de varices œsophagiennes. L'amélioration de l'état général a été réelle, quoique l'*ascite* ait reparu et ait été ponctionnée plusieurs fois.

On ne peut pas voir là un cas de guérison, même de l'ascite; mais cette observation n'en était pas moins intéressante à noter; et nous ne savons pourquoi Leport, et autres, l'ont passée sous silence dans leurs statistiques, ne voulant sans doute pas y voir une cirrhose hépatique! Il nous semble que c'est aller un peu trop loin; et, jusqu'à nouvel ordre, nous nous rangeons à l'opinion de l'opérateur anglais.

Obs. VI (Drummond et Morison [Cas II], 22 octobre 1895[1]). — *Cirrhose atrophique. Ascite. Omentopexie. Drainage. Guérison.*

1. C'est l'observation IV d'Alexandre.

Femme de trente-neuf ans, malade du Docteur Attwater (de Wickam). L'affection débuta en 1895 par des vomissements et de l'ictère, vers Pâques de cette année. Quinze jours après, la malade, qui souffrait alors de névrite périphérique généralisée bénigne, sentit son abdomen distendu au point qu'au milieu de juillet, il fallut évacuer par une première ponction 1 gallon de liquide clair, au commencement d'août, 2 gallons un quart, et à la fin du même mois et du mois suivant la même quantité à chaque fois. Elle entra à l'hôpital de Newcastle, dans le service du Docteur Morison, le 15 septembre 1895. Sa santé avait été bonne jusqu'à cette année, mais elle prenait beaucoup de vin et de spiritueux. A son entrée, la malade était très faible, très émaciée, et ne se trouvait à l'aise que relevée très haut dans son lit. Œdème des jambes, énorme distension et infiltration de l'abdomen. Le 18 octobre, il fut nécessaire de lui pratiquer une ponction pour la soulager.

Opération (le 22 octobre 1895). — Incision sous-ombilicale et évacuation du liquide de l'abdomen. Le foie présentait à l'examen un aspect cirrhotique typique. L'abdomen et spécialement le péritoine qui recouvrait le foie et la rate et des parois opposées furent nettoyés à l'éponge. Suture de l'épiploon *en travers* de la paroi abdominale antérieure. Drain dans le Douglas et suture de l'incision pariétale à la soie. Pour assurer le contact de la paroi avec le péritoine viscéral, on ceintura l'épigastre de larges bandes de cuir, jusqu'au drain dans l'hypogastre.

Suites opératoires. — Pendant les dix premiers jours, on évacua fréquemment le contenu de l'abdomen par le drain, au moyen d'une pompe et on maintint le pansement sec. Trois semaines après l'opération, il ne sortait plus de liquide; on enleva le drain. Quelques jours après, la plaie était entièrement cicatrisée et la malade sortit de l'hôpital.

Depuis elle se porte très bien et mène une vie très active. Huit mois après l'opération, elle fut présentée à la section médicale de l'*Association médicale britannique*, au Congrès de Carlisle. On constata alors que la cicatrice de l'abdomen avait produit une *hernie* ventrale, due à la toux qu'elle eut pendant plusieurs mois et à une suture défectueuse; mais cette hernie n'était nullement incommode, elle était maintenue par une ceinture abdominale.

Comme l'a signalé Leport, Morison[1] eut l'occasion deux ans plus tard de revoir cette femme. On dut alors opérer la *hernie ventrale* qui s'était formée; et la malade mourut de cette seconde intervention. L'autopsie fut faite; et on nota ce qui suit :

Autopsie. — Pièce présentée à la Société médicale du Northumberland et de Durham le 11 novembre 1898. On peut constater que le foie, la rate et les intestins présentent avec les parois de nombreuses bandes d'adhérences, renfermant certaines un vaisseau sanguin, parfois long

1. Morison, Cure of ascite due to liver cirrhosis by operation. *Lancet*, Lond., 1899, 27 mai, I, 1426-1427.

de 4 pouces. L'épiploon est aussi relié à la paroi abdominale antérieure par de fortes bandes d'adhérences et un lacis d'innombrables vaisseaux dont certains ont le calibre normal de l'artère radiale. Le plexus veineux sous-péritonéal forme un lacis large et épais.

Cette pièce est une démonstration des idées de l'auteur sur la circulation anastomotique que provoque l'opération. Il est indiscutable aussi que l'opération a guéri l'ascite, et prolongé l'existence de la malade de deux ans. On peut voir encore que le foie est très atrophié et dégénéré sur la pièce, et que la rate est au moins quatre fois plus grosse qu'à l'état normal. Il est certain que l'obstruction de la circulation porte n'a rien à faire avec l'hypertrophie de la rate, dans ce cas du moins, car la nouvelle circulation anastomotique est plus que suffisante pour compenser la diminution de calibre de la veine porte. Résultat de l'examen microscopique du foie, fait par le Docteur Bolam. Cirrhose typique, avec dégénérescence graisseuse externe des cellules. Tissu fibreux bien formé... Nombreux conduits biliaires nouveaux. La partie centrale du lobule présente quelques cellules normales.

Le premier fait de *guérison prolongée* est donc bien celui de Drummond et Morison, qui date du 22 octobre 1895 [1] ; celui qui se présente comme le cinquième de la série; et c'est avec raison que Charles-H. Frazier [2] a vu là le premier fait d'omentopexie avec résultat favorable.

⁂

La sixième intervention, publiée par S. Talma lui-même, est relative à l'observation que nous avons rapportée plus haut au paragraphe de la *laparotomie*, et dont il nous reste à donner ici la fin, car cette intervention a été mal interprétée, jusqu'à présent du moins. Talma a dit que c'était le premier cas où le résultat obtenu ait été durable, puisque l'opéré se portait bien *deux ans après* l'omentopexie; mais Frazier a montré dès 1900 qu'en réalité ce n'était que le second !

Obs. VII (Von Eiselsberg-Narath [Cas 1], 7 mars 1896, Talma) [3]. — *Cirrhose atrophique. Ascite. Omentopexie (Von Eiselsberg) et Cholécystopexie. Hypertrophie de la rate. Splénopexie (Narath). Guérison. Amélioration réelle, maintenue deux ans* [4].

Le début de cette observation a été publié plus haut, au paragraphe de la Laparotomie [voir p. 8].

Il nous reste à relater ici ce qui a trait à l'*Omentopexie*.

1. Il est bien de 1895, comme l'a dit Guillot, et non pas de 1896 (Voir Leport, p. 41).
2. Ch.-H. Frazier, *loc. cit.*, plus loin.
3. Talma, *loc. cit.*, 1898.
4. C'est le cas n° IX d'Alexandre.

OMENTOPEXIE. — Le 7 mars 1896. — Le professeur von Eiselsberg fait une incision sur le bord inférieur du lobe droit du foie. La séreuse du foie est épaissie et blanche; sa face supérieure est granuleuse. La vésicule biliaire renferme beaucoup de bile; sa paroi est traversée par de larges veines. Dans le ligament teres les veines sont grosses (autour de l'ombilic, avant l'opération, de petites veines étaient visibles). — La vésicule biliaire est accolée à la paroi abdominale, et le grand épiploon est solidement suturé dans la plaie.

Suites. — 13 mars. — La plaie est guérie tout alentour; l'abdomen est dégrossi.

16 mars. — L'abdomen renferme un peu de liquide. Dans la région du foie, de grosses veines courent de la cicatrice vers le haut et se terminent dans les espaces intercostaux. Le foie est encore toujours dur et gros. Son bord inférieur se trouve sur la ligne mamillaire à 6 centimètres au-dessous de l'arc costal et coupe l'arc costal gauche sur la ligne mamillaire (mamillarlinie).

La rate atteint presque le milieu du ligament de Poupart; son bord antérieur se trouve sur le haut de l'ombilic à 9 centimètres à gauche.

18 mars. — Le foie et la rate sont encore comme ils étaient huit semaines auparavant. L'urine renferme très peu d'albumine, et moins de cylindres et de leucocytes que précédemment; quantité en 24 heures : un litre.

La quantité de liquide dans l'abdomen est encore toujours très faible. La forte hypertrophie de la rate est considérée comme la conséquence de la stase veineuse. Au point de vue du diagnostic et du traitement, on propose l'accolement (littéralement soudure) de la *rate à la paroi abdominale.*

SPLÉNOPEXIE. — M. le Prof. Narath eut l'amabilité de suivre ces indications, le 2 juillet 1896. Dans la région splénique, la peau est détachée des muscles sur une grande étendue, et la rate est solidement fixée dans le sac ainsi formé. A ce propos, on note que les veines sous-séreuses sont très larges à l'endroit où le foie présente des adhérences.

Suites. — La plaie ne guérit pas par première intention; elle suppura pendant de longs jours, même très fortement. Après la guérison, la rate fut trouvée beaucoup plus petite. Sa nouvelle situation diminue cependant la valeur de la comparaison qu'on peut établir entre ses dimensions actuelles et les précédentes. Son bord inférieur ne vient pas au-dessous de la ligne horizontale (Spinalinie) et reste latéral par rapport à la ligne parasternale.

La limite inférieure de la rate se trouve dans la ligne axillaire à 7 centimètres au-dessous de l'arc costal gauche, par conséquent à plus de 3 centimètres plus haut qu'en juillet 1896, et à plus de 9 centimètres qu'avant la fixation de la rate. Celle-ci n'a que 11 centimètres et demi de largeur et 19 centimètres et demi de longueur.

Dans la région splénique, de la cicatrice, partent vers le haut de grosses veines sous cutanées; plusieurs se dirigent encore en bas vers la veine crurale...

La rate devint par la suite beaucoup plus petite, et les veines, qui durent déverser une partie de leur sang dans la veine crurale et les veines intercostales, s'élargirent et pointèrent sous la peau.

Résultats éloignés. — Le malade guérit complètement. *Environ deux ans après*, les veines collatérales sous-cutanées étaient encore très larges. Plus de trace d'ascite. La rate était, sans contredit, beaucoup plus petite qu'avant sa fixation. Le foie, quoique toujours très dur, fonctionnait bien. L'urine et les selles avaient leur couleur normale. Plus de trace d'ictère. Au début de la maladie, la couleur des fèces était normale. Par la fixation de l'épiploon, la vésicule biliaire se remplit de bonne bile; plus tard même, la fonction des cellules hépatiques ne fut pas troublée.

Obs. VIII et IX (MARK WARDLE [Cas 1 et 2], 1896?[1]). — *2 Cirrhoses hépatiques. 2 Épiplooraphies*[2].

Opérations faites avant 1897[3].

Obs. X (MORISON [Cas III], 12 janvier 1897[4]). — *Cirrhose atrophique. Omentopexie. Guérison dix mois après, s'étant maintenue au moins deux ans*[5].

Suites éloignées. — Dix mois après, excellente santé. — Revu en janvier 1899, c'est-à-dire deux ans après. État parfait, au dire d'une Compagnie d'assurances sur la vie.

Obs. XI (MORISON [Cas IV], 11 mars 1897[6]). — *Cirrhose du foie. Omentoplexie. Mort onze jours après l'opération due à de la néphrite chronique*[7].

Obs. XII. — Certains auteurs, depuis Leport, ont parlé d'une observation de 1897 d'*Ewart*[8], qui aurait trait[9] à une cirrhose hépatique, d'après Alexandre[10]. En réalité, il s'agissait d'un ascite consécutive à des adhérences du péricarde avec calcification; et le foie *n'était pas cirrhosé.* — Dans ces conditions, cette observation ne nous intéresse pas ici.

1. Mark Wardle, *Northumberland and Durham Medical Journal*, 1897, janvier.
2. N'ayant pas pu nous procurer le journal anglais de 1897, où ces deux opérations sont relatées, nous devons nous borner à cette mention, en tenant compte seulement de la date.
3. Mark Wardle, Epiploörrhaphy for ascites, *Brit. med. Journ.*, Lond., 1903, I, 227.
4. Morison, Cure of ascites due to liver cirrhosis by operation, *Lancet*, Lond., 1899, 27 mai, I, 1426-1427.
5. Cette observation a été traduite *in extenso* en français par G. Alexandre (*loc. cit.*, p. 68-70) sous le n° VI, et par Leport (*loc. cit.*, p. 43-44) sous le n° 13. Nous y renvoyons.
6. Morison, *loc. cit.*, p. 1426.
7. Observation traduite par G. Alexandre (*loc. cit.*, p. 70-61) sous le n° VII, et par Leport (*loc. cit.*, p. 44-46) sous le n° 15. Nous y renvoyons.
8. Les auteurs ont écrit W. Edward; c'est en réalité : E. Ewart.
9. E. Ewart, *Harweian Society of London*, 6 avril 1899; An. in *Lancet*, Lond., 1899, 15 avril, p. 1033. Et non le 6 avril, comme l'a dit Leport, p. 46.
10. Observation signalée seulement par G. Alexandre (*loc. cit.*, p. 71) sous le n° VIII, d'après la thèse de Leport (*loc. cit.*, p. 46-47) où elle est trop brièvement résumée (n° 16).

Obs. XIII (NARATH [Cas I], 15 octobre 1898). — *Cirrhose vasculaire. Ascite. Omentopexie. Guérison*[1].

Obs. XIV (NEUMANN [Cas I], 2 novembre 1898)[2]. — *Cirrhose atrophique. Omentopexie et curettage du péritoine. Guérison six mois après*[3].

La femme du cabaretier H. M., alcoolique de son propre aveu, quarante-cinq ans, n'a jamais été malade. Mère de 5 enfants, elle n'a jamais eu de fausse couche ou d'avortements. Elle était depuis très longtemps sujette aux troubles gastriques (indigestions). Il s'est produit dernièrement une augmentation rapide du ventre, en même temps qu'un grand amaigrissement s'est montré.

État le 1er novembre 1898. Femme amaigrie, avec coloration de la peau, sans teinte ictérique notable ; les membranes muqueuses sont pâles. Pas de fièvre. L'abdomen est uniformément arrondi et turgescent, sans présenter de dilatation des veines, visibles dans la région ombilicale. L'abdomen à la hauteur de l'ombilic a une circonférence de 90 centimètres ; il y a des ondulations évidentes, qui se produisent avec facilité dans la cavité abdominable. Le foie remonte très haut, et atteint la ligne mamillaire, jusqu'à 5 centimètres au-dessous de l'arc costal droit, coupant l'arc costal gauche sur la ligne para-sternale ; le foie est facile à palper et semble dur comme une planche. En même temps sa surface semble lisse. La rate est agrandie. L'urine montre, étant filtrée, quelques traces d'albumine ; point de cylindres, ni de pigment hépatique.

OPÉRATION. — Le 2 novembre 1898. Petite incision sur la ligne médiane au-dessus de l'ombilic, et, très près de ce dernier, ouverture du péritoine sur une longueur de 4 centimètres. Évacuation du liquide ascitique, qui, d'après l'examen qui a été fait ultérieurement, était clair, d'une couleur verdâtre et avait un poids spécifique de 1,010. — C'est par la palpation, au moyen des deux doigts introduits dans la cavité abdominale, qu'on constata la surface lisse du foie, et sa consistance dure comme une planche ; la vésicule biliaire était modérément remplie, sans qu'on puisse y sentir des calculs ; de même les voies biliaires ne présentaient aucun calcul. Le péritoine est normal, autant que l'œil et le doigt peuvent le constater. Pour le reste, rien l'anormal. On introduit dans la cavité abdominale une curette à moitié coupante, et les parties qui se trouvent sur les côtés, près de l'incision du péritoine pariétal (revêtement superficiel de l'endothélium), sont enlevées par un curettage léger. On saisit alors le grand épiploon, et on le fixe à la paroi abdominale à droite et à gauche. De plus, en reformant la plaie longitudinale du péritoine, l'épiploon y est saisi en même temps,

1. Observation résumée par Alexandre (n° 10, p. 72) qui l'a cataloguée avec le titre de « cirrhose hypertrophique ». En réalité, il s'agit d'une cirrhose vasculaire à la phase hypertrophique ; c'est aussi l'avis de Pakard et Leconte (obs. n° 10).

2. Egon-Alfred Neumann (Berlin) [Traitement opératoire de l'ascite dans la cirrhose hépatique], *Deutsch. med. Wchnschr.*, 1899, n° 26, 422-423.

3. Signalée par Leport, n° 15, p. 46, et résumée in G. Alexandre, n° XI, p. 72-73.

c'est-à-dire que l'épiploon est compris dans la suture de la plaie. Fermeture de l'autre plaie. Pansement.

Suites. — Le 12 novembre 1898, enlèvement du pansement; guérison per primam.

Autour de l'ombilic sont visibles plusieurs veines dilatées. La peau de l'abdomen est amincie et lâche; toutefois il y a encore un peu d'ascite.

Suites éloignées. — Le 1er mai 1899, la patiente se porte bien; elle a engraissé; elle mange bien. L'abdomen est flasque, le foie dur, et situé à 3 centimètres au-dessous du bord costal. On ne constate plus d'ascite. L'urine est sans albumine. Des réseaux veineux sont très visibles tout autour de l'ombilic, et quelques veines s'aperçoivent jusque dans les espaces intercostaux.

Obs. XV (R.F. Weir [Cas I], 4 novembre 1899[1]). — *Cirrhose avec hypertrophie. Grattage du péritoine. Omentopexie. Mort par péritonite (Infection opératoire)*[2].

Fritz J..., trente-neuf ans, entré le 20 octobre 1898, dans le service de médecine de l'Hôpital de New-York. Antécédents alcooliques professionnels (dégustateur de vin). Depuis deux ans environ, son ventre grossissait de plus en plus. En mars 1898, il eut de l'ictère qui dura six semaines. Première ponction en août 1898, qui évacua 10 litres de liquide; deuxième ponction une semaine après avec 14 litres. Huit jours après, il entrait à ce même hôpital et y séjournait un mois pendant lequel on lui pratiqua des ponctions tous les huit jours. Il fut encore ponctionné 6 fois avant de rentrer à l'hôpital. Pesé après chaque évacuation de liquide ascitique, il a perdu 25 livres. L'appétit est bon; cependant le malade est faible. L'urine est claire, couleur d'ambre, mais rare, acide, sans dépôt visible, ni sucre, ni albumine, ni pigment ni sels biliaires; poids spécifique: 1,016. L'abdomen est très distendu par du liquide, dont on perçoit distinctement la fluctuation. Le cœur est normal. Le foie présente de la matité au niveau de la ligne mamelonnaire dans le 5e espace qui dépasse les côtes de 3 pouces et demi. La rate est deux fois plus grosse environ qu'à l'état normal. Pas d'anasarque. Diagnostic: cirrhose hypertrophique du foie et obstruction porte. Comme les ponctions répétées épuisaient de plus en plus les forces du malade, le Dr Lambert, le médecin de la salle, jugea qu'une intervention chirurgicale pourrait améliorer l'obstruction et le fit transporter dans mon service le 31 octobre.

Opération. — Le 4 novembre 1898. Après anesthésie à l'oxyde nitreux complétée à l'éther, je fis l'opération suivante pour établir une

1. R.-F. Weir, *Med. Record*, New-York, 1899, 4 février, n° 1474, p. 149-151.

2. D'après certains auteurs, et en particulier A. Packard et Leconte [The surgical treatment of ascites due to cirrhosis of the liver, with report of two cases. *The American Journal of the med. Sciences*, 1901, mars, p. 251-270], il s'agit bien là d'une *omentopexie véritable*.

Pour nous, nous avons déjà parlé de ce cas à propos de *laparotomie*, en ce qui concerne le grattage du péritoine et le drainage. Mais, étant de l'avis de ces auteurs, nous rapportons ici l'observation in extenso.

nouvelle anastomose veineuse entre le foie, l'épiploon et les parois abdominales.

Je fis une incision verticale de 4 pouces sur le côté droit, du tiers supérieur du muscle droit, dont la gaine fut ouverte. Le muscle fut fortement tiré à gauche. On évacua plusieurs litres de liquide ascitique, qui s'était accumulé depuis la dernière ponction remontant à 5 jours et on épongea soigneusement la cavité abdominale avec de la gaze stérilisée. Le foie hypertrophié avec sa capsule épaissie dépassait de 4 pouces la côte. La rate doublée de volume présentait quelques adhérences. L'épiploon, bien qu'assez petit, était plus épais que normalement et était sillonné de veines énormément distendues. Les intestins avaient partout une couleur pourpre foncée. La surface antéro-supérieure du lobe droit du foie, le péritoine diaphragmatique correspondant, et la paroi péritonéale avoisinant la plaie furent bien avivés avec la pointe d'une aiguille à chapeau; puis, après avoir arrêté le suintement de sang qui s'était produit, on *sutura* l'épiploon de chaque côté de l'incision, par six ou huit sutures au catgut, et la plaie opératoire fut réunie en laissant une petite ouverture d'un pouce au-dessus du pubis pour le passage d'un drain en verre derrière la vessie, muni d'un siphon. La compression de la paroi abdominale fut assurée par un large bandage compressif transversal, depuis le tube à drainage jusqu'au cartilage ensiforme, après avoir recouvert la plaie opératoire et entouré le tube d'un pansement stérilisé. On employa pour une anesthésie d'une heure 5 onces et demi d'éther à l'inhalateur d'Ormsby et 1 vingt-quatrième de grain de sulfate de strychnine par voie sous-cutanée.

Suites. — Le malade alla très bien pendant trois jours. Le quatrième jour, le pouls s'éleva et le malade accusa une violente douleur dans le bas-ventre, qu'on attribua au drain en verre, qui assurait un drainage continuel et efficace par son siphon. On le remplaça par un drain en caoutchouc et on enleva le bandage compressif sans amener d'amélioration. Somnolence; diminution des urines; pouls, 104-120; température, 99° F., sans dépasser 100° F.; pas de vomissements ni de grande distension. Le malade s'affaiblit et succomba le cinquième jour après l'opération.

AUTOPSIE. — On trouva à l'autopsie une *péritonite généralisée*, plus intense au bassin, due probablement à l'infection par le drain en verre, qui cependant plongeait dans une solution antiseptique. Autour de la plaie opératoire, il y avait moins d'infection; et, ainsi que je l'espérais, les parties avivées avaient contracté de bonnes et de fermes adhérences. Au milieu d'elles, une petite effusion sanguine avait collé solidement le foie au diaphragme. Les reins étaient plus petits que normalement, leurs capsules étaient adhérentes, leurs calices minces et leurs surfaces nodulaires.

Le lobe droit avait un volume presque normal; le lobe gauche était très hypertrophié. La capsule du foie était notablement épaissie. La fibrine au-dessus du lobe gauche du foie présentait des microcoques en chaîne et des scolex d'échinocoques. Le foie contenait un gros paquet de tissu fibreux nodulaire; le reste du parenchyme était graisseux. La partie supérieure du lobe droit portait un kyste de 9 centimètres de diamètre qui soulevait le diaphragme. Ce kyste était rempli de liquide incolore, tenant en suspension des flocons blancs qu'on reconnut être des scolex d'échinocoques. Les autres organes étaient normaux.

La présence de ces scolex à une telle profondeur dans le péritoine tendrait à faire croire qu'ils s'y trouvaient avant l'opération et qu'ils prédisposèrent à la péritonite. On peut encore penser que celle-ci a été causée par le *coli-bacille*, qu'on trouvait en quantité dans la lymphe épanchée et qui, ainsi qu'Adami l'a signalé dernièrement, a pu venir du foie, lorsque j'ai pratiqué l'avivement.

Obs. XVI (VIDAL [Cas I], 20 décembre 1898[1]). — *Cirrhose atrophique. Ascite. Omentopexie par procédé particulier. Amélioration manifeste*[2].

Obs. XVII (SCHIASSI [Cas I], 1898)[3]. — *Cirrhose. Omentopexie par un procédé spécial. Guérison.*

Obs. XVIII (MUMFORD, Boston, 1898[4]). — *Cirrhose atrophique. Omentopexie. Mort au 3e mois*[5].

Obs. XIX (SCHIASSI [Cas II, 1899[6]). — *Cirrhose. Omentopexie par procédé spécial. Guérison.*

Obs. XX (E. RIES, 1899[7]). — *Cirrhose avec hypertrophie. Omentopexie. Guérison complète*[8].

Obs. XXI (NARATH [Cas II], 20 mars 1899[9]). — *Cirrhose avec ascite*[10]. *Omentopexie. Pas d'amélioration*[11]. *Mort après cinq mois. Autopsie.*

1. E. Vidal, Traitement chirurgical des ascites dans les cirrhoses du foie, *XVIe Congrès de chir.*, Proc.-verb., Paris, 1903, p. 294-304.
2. Cette observation, publiée déjà en français, est évidemment inutile à reproduire ici dans sa teneur.
3. Schiassi, La déviation chirurgicale du sang de la veine porte, *Sem. méd.*, Paris, 1901, XXI, p. 145, 1er mai.
4. Ces observations ayant été publiées dans un journal français, nous croyons inutile d'en reproduire ici le texte.
5. Observation simplement *citée* par Greenough, 1902. Elle n'avait pas été publiée auparavant.
6. Greenough, The surgical treatment of cirrhosis of the liver with a summary of cases, *Amer. J. of the med. Sciences*, 1902, déc., p. 979-994, n° 3, p. 992.
7. Ries, *Chicago Medical Record*, 1899. — Nous n'avons pas pu retrouver le texte complet de cette observation.
8. Observation citée par Guillot, *Gaz. hebd.*, 1902, et par Leport, p. 40 d'après des auteurs américains.
9. Observation traduite pour la première fois en français, non rapportée par Alexandre dans sa thèse.
10. Il s'agit en réalité d'une cirrhose secondaire à une péritonite et par suite d'un cas spécial.
11. S. Talma, Chirurg. Oeffnung neuer Seiten-Bahnen f. das Blut der Vena Porta, *Berl. klin. Woch*, 1900, XXXVII, p. 677-681. — Obs. citée par Guillot et Leport, oubliée par Alexandre.

Femme de soixante-sept ans, affaiblie et maigre, vue le 24 novembre 1899. — Depuis douze semaines, on constate un œdème généralisé, une respiration courte, et de fréquentes envies d'uriner, ne donnant que d'insignifiantes quantités d'urine. La malade ne semble pas avoir eu la syphilis ; pas d'alcoolisme.

Le 27 février 1799. Ventre tendu. Un trocart introduit dans le péritoine donne 3 l. 0. d'un liquide opalescent. Ascite chyleuse.

Le 1er mars 1899. Ventre tendu. On ne constate de grosses veines sous-cutanées ni à l'épigastre, ni à l'hypogastre, ni sur la paroi thoracique. Dans les creux axillaires, quelques veines sont bien visibles. Le cœur et les poumons semblent en bon état.

Urine foncée, sans albumine. Densité 1,026, beaucoup d'uroboline, pas de bilirubine, pas de cylindres. Extraction de 5 litres d'un liquide analogue à celui du 27 février 1898.

Avant la laparotomie (le 20 mars), on a retiré à 5 reprises de 4 à 10 litres de ce liquide. En général, le liquide recommence très vite à s'accumuler dans le péritoine.

Après chaque ponction, on palpe le foie ; il est dur, bosselé ; son bord inférieur est de 7 centimètres au-dessus des côtes ; le foie est très petit : ptose du foie. La rate n'est pas perceptible.

Le 2 avril 1899. Examen du sang. Teneur du sang en hémoglobine, 80 p. 100 ; 1 leucocyte pour 85 globules rouges. Relativement beaucoup de leucocytes sont polynucléaires et neutrophiles. L'absence du cancer plaide en faveur d'une péritonite. Le Dr Hamburger, le spécialiste de la lymphe, examina ce liquide et eut l'obligeance de me communiquer la note suivante (en général, les divers examens de lymphe donnaient des résultats peu différents) :

« Le trouble du liquide diminue par le repos. Il contient par litre de 9,335 à 8,808 de graisse et 0,564 d'acides gras. La proportion d'albumine, 17, 15 grammes par litre, est beaucoup plus faible que dans la lymphe normale, qui en contient 40 grammes par litre. La proportion de graisse n'est pas plus grande que d'ordinaire dans le liquide ascitique normal. Le nom d'ascite chyleuse se trouve ainsi à rectifier. Le trouble du liquide, qui ne contient pas de gouttelettes graisseuses, doit le faire ranger parmi les liquides ascitiques désignés par Hammarsten sous le nom de « mucoïdes ».

Sur le ventre gonflé se voient des veines larges, sous-cutanées ; au-dessus du nombril et sur les parois latérales du ventre et de la poitrine le sang circule de bas en haut seulement ; dans les veines au-dessus du nombril et sur les parois jusqu'à la symphyse pubienne, le sang circule dans les deux sens.

Opération. — Le 20 avril 1899, M. le Prof. *Narath* veut bien faire la laparotomie. Anesthésie par la méthode de Schleich.

L'incision cutanée saigne fortement. Le péritoine contient 7 litres de liquide trouble, presque laiteux. Le foie est très petit, dur, parsemé de grosses bosselures, avec des faisceaux blancs de tissu conjonctif et les bords mousses. Au niveau de la grande courbure et dans l'épiploon recroquevillé, de très grosses veines. Le ligament suspenseur du foie est épaissi par de gros vaisseaux; une veine est aussi grosse qu'un tuyau de plume. Les parois intestinales sont épaissies. Le péritoine viscéral est d'un rouge de sang. L'épiploon est cousu au péritoine par quelques points de suture, et en partie fixé sous la peau. L'incision est complètement reformée.

Suites. — Aussitôt après l'opération l'ascite se reproduit aussi vite qu'avant; on retire encore huit fois du liquide du péritoine, et chaque fois de 8 à 11 litres. Après chaque paracentèse, le liquide s'accumule de nouveau très vite. Quand l'enflure du ventre a atteint un certain degré, elle ne diminue plus, de sorte que l'indication d'avoir à faire une ponction est nettement indiquée et que la malade, affaiblie, aura quelques jours de tranquillité.

En mai, pendant une couple de jours, on constate des vomissements et une tendance irrésistible au sommeil; en juillet, du délire aigu. La palpation du foie montre que de mars à juillet il est de plus en plus petit.

Autopsie. — Le 15 août 1899 (M. le docteur Fischer). De la grande courbure de l'estomac partent de grosses veines qui vont aux parois du ventre en traversant l'épiploon. La cicatrisation de l'épiploon est complète. Au voisinage de la cicatrice, les veines sont très grosses. A gauche, dans la cavité abdominale, l'épiploon est soudé au péritoine, et à droite avec le rein; de grosses veines traversent la soudure. L'extrémité supérieure de la rate adhère par deux grosses veines au diaphragme, que ces veines traversent en se continuant vers la droite. La rate n'est pas hypertrophiée; elle pèse 100 gr. Le foie n'est pas soudé au diaphragme, il est petit (surtout son lobe droit), pèse 600 gr.; sa séreuse est épaissie. A l'extérieur de la tunique musculaire de l'œsophage existent des veines grosses et nombreuses, qui s'anastomosent, d'un côté avec les deux veines sous-séreuses de l'estomac, de l'autre avec celles du diaphragme; on ne poursuit pas bien loin les veines sous-muqueuses de l'estomac dans la région du cardia. Au voisinage des insertions du diaphragme, les veines intercostales sont très grosses. Les reins sont sains.

A l'examen microscopique, on trouve la séreuse du foie très épaissie. Du tissu conjonctif de formation récente est traversé dans le foie par de nouveaux canaux biliaires; des cellules de tissu inflammatoire recouvrent la paroi des vaisseaux capillaires. La cirrhose est intralobulaire, annulaire. Les cellules du foie ne sont pas malades. La structure de leur noyau n'est pas anormale. Quelques capillaires inter-cellulaires sont engorgés. Dans le tissu conjonctif interstitiel, on trouve de l'endoartérite aiguë et de la périartérite proliférante.

Obs. XXII (Folmer, 14 mai 1899 [1]). — *Cirrhose avec hypertrophie [2]. Omentopexie. Grattage du péritoine. Pas d'amélioration [3]. Mort six mois après.*

G..., alcoolique, obèse, réclame des soins médicaux pour une bronchite, en février 1896. Le médecin trouve un foie lisse, pas très dur, hypertrophié de 3 à 4 centimètres. La rate n'est pas grosse; l'urine

1. Talma, *loc. cit.*, 1900.
2. Obs. citée par Guillot et Leport, p. 40.
3. Observation traduite pour la première fois en français.

contient du sucre (densité : 1,037), pas d'albumine, pas de pigments biliaires. La glycosurie disparaît en quatorze jours.

La bronchite guérit, l'enflure du foie diminue; la diarrhée alterne avec la constipation; évacuation considérable de gaz intestinaux fétides. Un traitement rationnel ne donne aucun résultat. Le malade maigrit, la peau devient terreuse. En octobre 1896, antisepsie intestinale par le nitrate d'argent et le calomel, après les repas, acide chlorhydrique. Depuis longtemps le malade prend de l'iodure de potassium. Une cure de repos et de régime donne une amélioration telle qu'en février 1897, le malade se considère comme guéri. Le foie est plus dur et plus petit qu'auparavant.

Les excès alcooliques recommencent et en mars 1899, il revoit son médecin pour bronchite et enflure du foie. Le médecin trouve de l'ascite, le foie dur, pas d'hypertrophie de la rate; urine sans pigments biliaires, plus foncée que l'urine normale.

30 avril 1899. 14 litres de liquide (densité 1,010) sont retirés du péritoine; le 9 mai, encore 14 litres.

Opération. — Le 14 mai 1899. Nouvelle paracentèse : ascite, œdème des jambes. Laparotomie (M. le docteur Folmer). Le tissu sous-cutané est très injecté de sang. Le mésentère, d'ailleurs normal, contient beaucoup de grosses veines; la soudure de cet organe avec le foie et la rate rend leur examen difficile. D'un côté, la surface supérieure du foie est granuleuse; le foie est dur, gros, à bords mousses. La rate n'est qu'un peu plus grosse que la normale.

L'épiploon, au niveau de la partie supérieure du lobe droit du foie, est soudé à la paroi abdominale; les adhérences sont traversées par de grosses veines.

Le péritoine pariétal est fortement raclé à la curette tranchante, et l'épiploon y est suturé d'aussi près que possible, là où les grosses veines ne sont pas resserrées.

Suites. — Dans la quinzaine suivante, il faut encore faire une paracentèse.

En juin 1899, au niveau de la réunion de l'épiploon avec le péritoine, on constate, sur la paroi abdominale, de grosses veines sous-cutanées. La paracentèse est indispensable à peu près tous les sept jours, et donne 12 litres de liquide; le poids spécifique en est de 1,007 à 1,012. On a retiré en tout 360 litres de liquide, soit une moyenne de 2 litres par jour. L'état général va en empirant; à la fin de décembre 1899, *mort* par épuisement.

George Emerson Brewer, qui, en 1902 [1], a publié une très importante statistique de l'opération de Talma, très utilisée par nous pour le tableau d'ensemble qu'on trouvera plus loin, a relaté à cette époque ses deux premières interventions avec assez de détails; nous croyons utile d'en donner ici la traduction française.

1. G. E. Brewer, The surgical treatment of ascites due to cirrhosis of the liver, *Med. News*, N. Y., 1902, p. 241-246, 1 tableau.

Obs. XXIII. (Brewer [Cas I], printemps 1899). — *Cirrhose atrophique. Omentopexie avec grattage des séreuses. Mort opératoire.*

Femme de cinquante-six ans, admise au service médical de l'hôpital de la Cité au printemps de 1899, atteinte d'ascite. Il y a de longs antécédents syphilitiques bien définis. Avant le développement de l'ascite, il y a eu une longue période de mauvaise santé; les symptômes en étaient : troubles gastriques, respiration courte, anémie et faiblesse générale. Elle fut mise en observation pendant plusieurs semaines, et pendant ce laps de temps, elle fut ponctionnée une ou plusieurs fois; l'urine était abondante, ne contenant qu'une trace d'albumine et des moules hyalins.

Opération. — Opération sous l'anesthésie éthérique. Incision médiane dans la partie supérieure de l'abdomen; évacuation d'une grande quantité de liquide. Le foie est petit, bosselé. Sa partie supérieure, la surface externe de la rate, ainsi que la surface correspondante du feuillet pariétal du péritoine furent vigoureusement frottés avec de la gaze stérilisée jusqu'à obtenir un écoulement de sang. Le péritoine pariétal, de chaque côté de l'incision abdominale, fut aussi frotté de la même manière et l'épiploon tiré en bas et fermement fixé au contact des surfaces dénudées par les sutures qui fermèrent l'incision abdominale. Une plus petite ouverture fut faite au ventre, juste au-dessus du pubis, et le reste du liquide évacué. Un drain en verre fut introduit dans la cavité pelvienne par l'ouverture inférieure. Les incisions furent pansées séparément.

Suites. — Deux infirmières furent attachées spécialement à ce cas; leur consigne était d'enlever le pansement inférieur toutes les heures le jour, toutes les deux heures la nuit, et d'éponger avec un tampon de gaze stérilisée tout le liquide qui se serait accumulé dans le bassin, d'introduire un morceau de gaze sèche dans le drain, et d'appliquer un nouveau pansement stérilisé. Ce travail devait être fait les mains gantées, avec les plus strictes précautions d'asepsie.

Un « shock » considérable suivit l'opération, et la malade dut être soutenue toute la nuit par des stimulants énergiques. Le jour suivant, toutefois, elle reprit un peu, mais paraissait épuisée; bien que le pouls et la température ne fussent pas élevés, elle paraissait bien mal. Il n'y eut pour ainsi dire aucune sécrétion d'urine, et elle mourut deux jours après, présentant les phénomènes du coma urémique classique.

*
* *

Voici maintenant les deux premiers cas opérés par Turner; ils sont des plus intéressants.

Obs. XXIV (Rolleston et Turner [Cas I], 3 juillet 1899 [1]). — *Cirrhose du foie. Ascite. Laparotomie. Omentopexie avec grattage. Pas de résultat thérapeutique* [2].

1. Rolleston et Turner, *loc. cit.*,
2. Ce cas est le cas II du mémoire original.

Français, âgé de cinquante-deux ans, entré à l'hôpital Saint-Georges le 21 juin 1899, pour ascite datant de deux mois et œdème des pieds depuis deux semaines. Depuis 4 mois, il avait des vomissements le matin et des douleurs au-dessus du foie et depuis deux mois la quantité d'urine avait beaucoup diminué. Il niait avoir eu la syphilis, mais avouait avoir pris parfois de l'eau-de-vie et beaucoup de vin à Paris : ce qui est intéressant au point de vue de la théorie de Lancereaux qui prétend que la cirrhose n'est pas due aux boissons alcooliques, mais au *sulfate de potasse que contient le vin ordinaire à Paris*. L'abdomen était fortement distendu par du liquide ascitique dont on évacua 18 pintes quatre jours après l'entrée du malade. Douze jours après, le liquide s'étant reproduit et l'état du malade devenant précaire, on se décide à une opération que pratique M. le docteur Turner.

OPÉRATION. — Incision verticale de l'abdomen sur la ligne droite semi-lunaire. En incisant le péritoine, il sortit une grande quantité de liquide ascitique trouble et jaunâtre. Le foie était manifestement cirrhotique. Sa surface supérieure et celle du diaphragme alentour furent épongés et grattés avec l'ongle du doigt. Le bord du foie fut fixé à la paroi abdominale par une suture au tendon de kangurou et la plaie fut suturée à la soie traversant toute l'épaisseur des tissus.

Suites. — Le patient se remit bien de l'opération, mais douze jours après, le liquide était revenu à tel point dans la cavité abdominale qu'il fallut pratiquer une paracentèse qui évacua 16 pintes de liquide ascitique trouble et contenant de nombreux leucocytes, mais pas de graisse. Du 29 juin jusqu'au 20 septembre, date de sa sortie de l'hôpital, le malade fut ponctionné cinq fois. Au milieu de novembre, le malade était au lit, l'abdomen distendu et ayant de l'œdème aux jambes.

Obs. XXV (ROLLESTON et TURNER [Cas II], 31 juillet 1899[1]). — *Cirrhose atrophique. Ascite. Laparotomie. Omentopexie avec grattage. Amélioration*[2].

Homme de quarante-cinq ans, entré à Saint-Georges Hospital, le 29 juin 1899. Hématémèse d'un litre de sang depuis quarante-huit heures et pour la première fois. Syphilis vingt-sept ans auparavant. Prend habituellement trois à quatre verres de bière par jour. On sent facilement une hypertrophie de la rate ; le foie est normal ; il ne paraît pas exister d'ulcère de l'estomac. Aussi on institua un traitement pour hématémèse due à une cirrhose, seule cause appréciable de la température élevée que le malade présenta pendant six semaines avec distension de l'abdomen telle qu'on ne sentait plus la rate. Trois semaines après son admission apparurent de l'ascite et de l'œdème des pieds. L'iodure de potassium administré n'amenant aucune amélioration, on se décida, avec le consentement du malade, à pratiquer la laparotomie pour provoquer des adhérences entre le foie et la paroi péritonéale.

1. H.-D. Rolleston et G.-R. Turner [Du traitement chirurgical de l'ascite cirrhotique par la production artificielle d'adhérences péritonéales], *Lancet*, Lond., 16 décembre, 1899, p. 1660.
2. Ce cas est le n° 1 de l'article original.

Opération. — Le 31 juillet 1899, ponction de l'abdomen avec évacuation de 16 pintes de liquide ascitique. Incision de cinq pouces de longueur et d'un doigt de largeur, parallèle au rebord costal droit et au-dessous de lui. Le péritoine, bien qu'il n'y eût pas de péritonite, était très infiltré. Évacuation d'une grande quantité de liquide ascitique clair. Le foie était manifestement garni de gros clous; mais sans adhérences. On gratta sa surface et celle du diaphragme avec le doigt et l'éponge et aussi loin que possible des deux côtés du ligament suspenseur. On réunit par un fil en tendon de kangurou le bord du foie, l'épiploon et la tranche de péritoine de la paroi pour amener l'épiploon entre le foie et la diaphragme. Le péritoine fut suturé séparément par une suture continue, les muscles par une suture interrompue et la peau par une suture continue à la soie et au crin.

Suites. — Après l'opération, il y eut une amélioration constante et le malade sortit de l'hôpital le 27 août. Revu en décembre de la même année, l'amélioration générale a persisté; mais la rate est de nouveau hypertrophiée quoiqu'à un degré beaucoup moindre qu'auparavant; l'ascite a reparu, ainsi que l'œdème des pieds.

*
* *

La seconde observation de l'Américain Brewer est de la même époque ou à peu près.

Obs. XXVI (Brewer [Cas II], 1899). — *Cirrhose atrophique. Omentopexie avec grattage des séreuses. Collapsus. Mort en vingt-quatre heures.*

Femme de quarante-huit ans, maigre, anémique, affaiblie par une maladie prolongée et par une vie agitée. Antécédents alcooliques et autres depuis de longues années. Durée de l'ascite, deux ou trois mois. Le manuel opératoire fut le même que dans le cas précédent, avec cette différence que le chloroforme fut employé au lieu de l'éther. L'opération, dans ce cas, fut quelque peu prolongée, par suite de la difficulté d'évacuer la grande quantité de liquide contenue dans la cavité pelvienne, et aussi parce que, en grattant le péritoine pariétal et les surfaces hépatiques et spléniques, il y eut un écoulement abondant de sang qui demanda longtemps pour l'éponger ensuite.

Tout cela prolongea l'opération, et la malade, ayant perdu une quantité considérable de sang, tomba sur la table même dans le collapsus. Elle revint à elle, grâce à une énergique stimulation hypodermique et rectale, mais pour retomber aussitôt son retour dans la salle. Elle n'en ressortit pas, et mourut dans les vingt-quatre heures.

Obs. XXVII (Morison [Cas V], 20 août 1899). — *Cirrhose atrophique. Omentopexie. Guérison* [1].

R. P..., cinquante-six ans. Observation très complète et très belle, au point de vue du résultat obtenu. Le malade a été photographié

1. R. Morison, A case of ascites due to liver cirrhosis treated by operation. *Ann. Surg.*, Phil.,1903, XXXVIII, p. 361-366, 3 phot.

avant et *après* l'opération qui eut lieu le 20 août 1899. L'opéré, revu en février 1903, est en excellente santé et complètement guéri. Les veines de la paroi abdominale droite sont largement distendues.

Magnifique résultat après trois ans et demi.

Obs. XXVIII (Raffa, 23 septembre 1899 [1]). — *Cirrhose atrophique. Omentopexie. Mort onze mois après.*

H..., âgé de vingt ans. A eu des fièvres paludéennes. Il présente de l'ascite, un foie petit et une rate grosse. [Résumé.]

Opération. — Anesthésie par le chloroforme. Incision transversale dans le quart supérieur droit de l'abdomen, longue de 20 centimètres, partant du milieu de la ligne xyphoïdo-ombilicale. Une fois le ventre ouvert, il en sort une grande quantité de liquide ascitique, et l'examen du foie le trouve petit, arrondi, de couleur grisâtre, de consistance dure, avec la capsule épaissie. On frotte avec de la gaze le péritoine pariétal et viscéral, et à petits coups on décolle, en haut et en bas, les bords péritonéaux de l'incision. On extrait le grand épiploon, que l'on suture avec les bords péritonéaux détachés et avec les muscles abdominaux. On ferme l'incision sans drain. Suites apyrétiques. Guérison par première intention. Après l'opération, l'ascite se renouvelle rapidement, mais au cours des deux mois suivants, il y eut une période d'amélioration évidente, accompagnée d'un développement notable des veines abdominales. [Traduction.]

Mort onze mois après l'opération. [Résumé.]

Obs. XXIX (Bobrow [Cas I], 27 octobre 1899 [2]).

Malade de trente-huit ans, femme d'un instituteur. Elle se présente à la clinique thérapeutique de la Faculté de Moscou, en se plaignant de l'augmentation de volume de son ventre. Père de constitution robuste, mais alcoolique, mort d'hydropisie. Mère, d'une très bonne constitution aussi, morte d'une inflammation du péritoine. Oncle alcoolique. Ses parents avaient 14 enfants, dont les six premiers sont morts jeunes; la patiente est la septième. La mère n'a jamais eu de fausses couches. La patiente est née, lorsque son père avait déjà trente-six ans et sa mère vingt-sept. Dans son enfance, elle était scrofuleuse; à six ans, elle eut le typhus; quelque temps après, suffocation, et palpitations cardiaques.

L'état de sa santé jusqu'au moment de son mariage a été toujours satisfaisant. A l'âge de vingt ans, elle se maria avec un instituteur. Son mari mourut neuf ans après, à la suite d'une phtisie laryngée. Peu après elle se remaria; et son état de santé reste toujours satisfaisant. Elle n'a pas fait usage de vin, elle ne fume pas non plus. Quatre grossesses, dont l'avant-dernière avec avortement. A l'âge de trente-cinq

1. T. Pozzan, Contributo all'operazione del Talma nell ascite, *Gazz. d. Osp.*, Milano, 1901. XXII, p. 249-252.

2. Chewinski, Traitement opératoire des cirrhoses hépatiques avec présentation de malade, Société de Thérapeutique de Moscou, 1900, 9 février, *Vratch*, n° 12, p. 370.

ans elle commença à souffrir, devint nerveuse, eut des palpitations, et des maux de tête. Au commencement du mois de décembre 1898, au moment de sa grossesse, elle souffrit au-dessous du flanc droit; nausées, suffocations. En février 1899, dix jours avant son accouchement, vomissements. L'accouchement s'accomplit toutefois régulièrement. L'enfant meurt trois jours après, à la suite de convulsions. Deux mois après, l'état de santé de la patiente s'améliora. En juillet 1899, le ventre grossit, et augmenta de volume progressivement. La menstruation fut arrêtée. C'est à cause de ces symptômes que la malade fut admise à la clinique.

Le 21 novembre 1899, elle pèse 3 pounds 38 livres [un pound est égal à 40 livres]. Appétit assez bon; mais elle a des éructations. Selles liquides, plusieurs fois par jour. Le ventre augmente toujours; la circonférence, à hauteur de l'ombilic, est de 98 centimètres. Le foie est diminué de volume et lisse; ses bords sont tranchants. La rate a augmenté de volume; les urines ne présentent rien de particulier. Les poumons sont sains. Le cœur est un peu augmenté de capacité du côté droit; petit bruit au sommet; artères dures. Pas de palpitations cardiaques ni de suffocations. Sommeil bon. Température normale; l'hydropisie abdominale, la diminution du foie, l'augmentation de la rate, la difficulté de la circulation du sang de la veine porte, ainsi que tous les autres symptômes et l'anamnèse, font qu'on diagnostiqua une cirrhose hépatique. On pouvait aussi supposer, d'après les indications de l'anamnèse, qu'il s'agissait d'une inflammation tuberculeuse péritonéale. Mais, contre cette supposition, on devait prendre en considération l'état général de la patiente, l'absence de fièvre et de sueurs, et le changement survenu du côté du foie et de la rate. Aucune indication pour l'hypothèse d'une syphilis du foie. En ce qui concerne l'origine de la cirrhose hépatique dans cette circonstance, les causes immédiates n'existaient pas. Évidemment c'est la faiblesse *héréditaire* de l'organe qui apparaît en l'espèce.

Le traitement habituel (diète, bismuth) diminua la diarrhée. L'Apocynum cannabicum n'eut qu'un effet faible. Les iodures alcalins ne donnèrent qu'un résultat nul. L'infusion de Strophantus n'a provoqué que des maux de ventre.

Fin octobre, le ventre était énorme, mais la santé relativement bonne. On se décida enfin à l'intervention chirurgicale.

Opération. — La patiente se soumit volontiers à l'opération, et fut transportée à la clinique chirurgicale, où M. le Professeur Bobroff exécuta le 27 octobre cette opération, d'après la méthode de Talma. Incision de 5 cm. sur la ligne blanche et fixation du grand épiploon dans la plaie.

Les *suites opératoires* ne présentèrent aucune complication. Dans les deux premières semaines, la patiente se sentait assez malade; mais le 11 novembre, elle fut transportée à nouveau à la clinique de thérapeutique. Son poids était alors de « 3 pounds 24 livres ». Le ventre grossit à nouveau. On prescrivit des fortifiants, de l'arsenic et du fer, et un régime n'excitant pas le foie. Dès le 31 décembre, le ventre commença à diminuer et l'état de la malade s'améliora. Actuellement, 9 février 1900, la patiente se porte bien; elle ne ressent aucun malaise; l'estomac et les intestins fonctionnent régulièrement, et, dans le ventre, il n'y a qu'un peu de liquide, mais en quantité très insignifiante.

Obs. XXX (Comandini et Salvolini [Cas I], 31 octobre 1899[1]). — *Cirrhose avec ascite. Omentopexie. Mort le quinzième jour de péritonite. Autopsie.*

[*Résumé.*] Femme âgée de trente-cinq ans, atteinte depuis trois ans d'*ascite* avec foie *petit* et bon état général.

Opération. — [*Traduction.*] Transférée dans la section chirurgicale, la patiente fut opérée le 31 octobre 1899, d'après la méthode indiquée par Morison. Elle fut préalablement chloroformée. On ouvrit l'abdomen par une incision sur la ligne blanche, un peu au-dessus du pubis, pour vider l'abdomen et le débarrasser de l'énorme quantité de liquide qu'il contient (11 litres); ensuite on pratiqua une *seconde incision*, commençant à deux travers de doigt au-dessous de l'apophyse ensiforme et descendant presque jusqu'à l'ombilic. On trouva l'omentum très aminci, avec des veines très turgescentes. Le foie a une surface granuleuse. La rate était très grossie. On fixa par quelques points de sutures l'omentum au péritoine pariétal, tâchant d'y comprendre la plus grande superficie possible, et on ferma l'incision.

Dans l'ouverture inférieure, on appliqua un *drain*. L'opération dura à peu près 40 minutes.

[*Résumé.*] Soir, temp., 37°,3. Respir., 28. Pouls, 116. Nuit bonne. Pas de troubles. Chloroforme bien toléré. Le 1er novembre, matin et soir, la temp. se maintient dans les limites physiologiques, les pulsations varièrent de 110 à 120 et la respiration entre 22 et 26.

Au début de novembre, on intervient de nouveau, parce que l'opérée est toute baignée de liquide qui s'écoule par le *drain* de la cavité abdominale. L'état se maintient en bonne condition, temp. non supérieure à 37°,4. 3-4 novembre, même état. 5 novembre, deuxième intervention. On enlève le drain et l'on suture par places la plaie. La malade est un peu faible; un peu de toux. Pouls, 120; Resp., 24, temp., 37°. Les jours suivants elle est prise de diarrhée, qui épuise ses forces. Au moyen d'astringents, les troubles intestinaux disparaissent entièrement et la patiente revient dans des conditions normales. A noter la permanence d'un catarrhe bronchique diffus. Du 5 au 9 novembre, la température se maintient normale. Cependant, le soir du 9, elle monte à 38°,3; mais le matin, elle revient à 37°. C'est l'unique élévation fébrile qu'on note après l'opération.

Le 10 novembre, troisième intervention. On enlève les points de suture de la laparotomie supérieure qui s'est fermée par première intention. L'abdomen contient une faible quantité de liquide.

Les jours suivants, la toux augmente et en examinant l'appareil respiratoire, on entend des *râlements diffus* dans la cavité thoracique.

1. P. Comandini et U. Salvolini, Contributo alla operazione di Talma, *Gass. d. Osp.*, Milano, 1900, XXI, p. 1583-1584.

Le pouls est faible, fréquent, variable, 110 à 128; on emploie tous les moyens thérapeutiques pour ranimer la patiente, mais elle devient toujours de plus en plus faible et succombe le 15.

[*Traduction.*] *Autopsie.* — L'autopsie donne le résultat suivant : Foie diminué de volume, à surface très granuleuse, dur et criant à la section; le foie a la couleur noix muscade. La rate est volumineuse. Les reins montrent nettement des étoiles de Vereien qui, incisées, apparaissent congestionnées. Le péritoine de l'omentum se trouve déjà étroitement adhérent au péritoine pariétal, à l'endroit où on a fait la suture. En bas, à l'endroit ou on laissa le *drain*, existent les signes d'une *péritonite circonscrite.*

Obs. XXXI (Grissow[1], 28 novembre 1899[2]). — *Cirrhose hépatique. Ascite. Laparotomie exploratrice sans drainage. Récidive. Omentopexie. Amélioration*[3].

M. Grissow présente une femme de quarante-neuf ans, chez laquelle il a tenté, probablement avec succès, la cure opératoire d'une ascite [Stauungsascites] par le rétablissement d'une circulation collatérale.

Cette femme, d'ailleurs bien portante en dehors de troubles graduels de la menstruation, devint, en mai 1899, assez brusquement malade d'une ascite qui déjà, au commencement de juin, nécessita une ponction par laquelle on évacua un seau de liquide. Au commencement de juillet, deuxième ponction; au commencement d'août, troisième ponction; le 25 août, en présence de l'insuccès des ponctions, la laparotomie est faite par le Docteur Staude; l'ascite est seulement évacuée, sans aucune intervention intra-péritonéale.

L'auteur remercie le Docteur Staude de lui avoir amicalement communiqué que le péritoine ne présentait alors ni tuberculose, ni carcinome, ni rien d'analogue.

Au commencement de septembre, il fallut déjà faire une quatrième ponction, au commencement d'octobre, une cinquième, au commencement de novembre, une sixième, une septième le 23 novembre.

La dernière fut faite par Grissow, aussitôt après l'admission de la malade à la maison de santé des Francs-Maçons, et donna 14 litres de liquide. Après l'intervention, la malade se trouvait dans un état pitoyable, le corps complètement œdématié, le diaphragme très relevé, la respiration très difficile; on constatait une légère cyanose, et un œdème considérable des deux jambes. Sécrétion urinaire ralentie : la quantité quotidienne d'urine, dans les quatre jours qui suivirent la ponction, resta très faible (300 à 400 gr. par jour) et le corps se gonfla de nouveau si vite que déjà, le 27 novembre, il y avait lieu de prévoir la nécessité d'une nouvelle ponction.

1. Grissow, Operative Heilung eines Stauungsascites. Aertz. Verein in Hamburg, 1900, 5 juillet, p. 162.
2. La plupart des auteurs ont écrit Alexandre Grinon, p. 75, etc., d'après la *Gaz. hebd.*, 1901 ; mais le texte allemand donne Grissow. — Cas non cité par Frazier.
3. Cette observation n'a pas encore été publiée, *in extenso*, en français, à ce que nous croyons.

L'opération fut faite le 28 novembre. Incision longitudinale sur la ligne médiane jusqu'au péritoine. Écartement de la paroi abdominale comme dans une incision exploratrice extra-péritonéale; excision de la cicatrice ombilicale; évacuation du transsudat; suture du péritoine à ce niveau.

Incision transversale du péritoine au niveau de l'insertion du grand épiploon et du côlon. L'épiploon est attiré au dehors. Le péritoine est fixé à l'épiploon par des points de suture matelassée qui traversent ce dernier, et l'épiploon est déployé sur la partie libre du péritoine, et fixé par quelques points de suture; on referme par dessus la paroi abdominale. Avant la fermeture de la cavité péritonéale, la paroi du péritoine est raclée avec une curette tranchante pour favoriser la formation d'adhérences avec l'intestin grêle.

La malade avait très bien supporté l'opération. Pendant les dix premiers jours qui la suivirent, le corps recommença à enfler, l'enflure atteignit son maximum le 16 décembre, et depuis diminue lentement, mais continuellement, par suite d'une diurèse progressivement croissante.

La malade n'est pas encore guérie [juillet 1900]. Mais on peut déjà observer chez elle le développement des vaisseaux au voisinage de l'épiploon, sensible au toucher à travers la paroi abdominale.

Il n'est pas possible de poser un diagnostic précis chez cette malade; en présence du début brusque des accidents, on peut songer à une thrombose de la veine porte, sans exclure l'hypothèse d'une cirrhose atrophique. Lors de l'opération, on n'a rien trouvé de pathologique du côté du foie.

Obs. XXXII (TITOW [Cas I], fin 1899 [1]). — *Cirrhose. Omentopexie. Mort rapide.*

Cirrhose avec ascite.

Opération. — Méthode de Talma.

Mort quelques jours après l'opération, de péritonite aiguë.

Obs. XXXIII (TITOW [Cas II], fin 1899 [2]). — *Cirrhose avec ascite. Omentopexie spéciale (Rate). Amélioration. Mort.*

Jeune homme, vingt-sept ans, mauvais état général. Cirrhose avec ascite.

Opération. — Fixation du grand épiploon au péritoine pariétal et à la rate.

Suites. — Bonnes. Le malade a vécu trois mois; mais, pour cela, il a fallu des *paracentèses* répétées.

Obs. XXXIV (BROWN, 1899 [3]). — *Cirrhose alcoolique. Omentopexie. Guérison [4].*

Homme de quarante-trois ans, atteint d'ascite depuis une année. Il

1. Titow, 2 cas. Soc. de Thérap. de Moscou, 9 février 1900. Analysé in *Vratch*, St-Pétersbourg, 1900, n° 12, p. 370.
2. Obs. n° 14 et 18 de G. Alexandre.
3. Brown, The surgical treatment of ascites due to cirrhosis of the liver, *Med. and Surg. Rep. of the Presb. Hosp. in the city of New-York*, 1900, janvier.
4. Résumée d'après Alexandre, Obs. n° 17.

a subi plusieurs ponctions. Laparotomie sus-ombilicale; suture de l'épiploon au péritoine pariétal, au niveau des lèvres de la plaie.

Guérison par première intention, avec *amélioration*, qui se maintenait trois mois après.

Obs. XXXV (Bossowski, 1899-1900? [1]). — *Cirrhose du foie. Omentopexie. Guérison.*

Obs. XXXVI (Kummell [Cas I], 13 janvier 1900 [2]). — *Cirrhose à forme hypertrophique. Omentopexie. Guérison. Mort ultérieure. Autopsie.*

Homme, cinquante-deux ans. Soigné antérieurement pour cirrhose, vient en 1899 avec ascite et hypertrophie du foie et de rate. En opérant le malade pour une hernie de la ligne blanche, on fait l'opération de Talma. Trois mois après, il n'y avait plus d'ascite et il existait des veines très dilatées. Le 13 janvier 1900, on opère le malade pour une hernie de la cicatrice sous anesthésie locale. Les veines de l'épiploon étaient très dilatées. Un an après l'opération, l'ascite n'était pas revenue et le foie avait diminué de volume. Le 22 mai 1900, il meurt d'érysipèle. A l'autopsie, on trouve une grande dilatation des veines de l'épiploon et pas d'ascite.

Obs. XXXVII (Hildebrandt, 6 mars 1900 [3]). — *Cirrhose. Omentopexie.*

Bv. E., vingt-huit ans, entrée le 22 février 1900. Maladie : Cirrhose hépatique, tumeur de la rate, ascite, œdème des jambes. Antécédents héréditaires : la mère atteinte d'une affection pulmonaire; frères et sœurs bien portants. Maladies antérieures : Déjà à l'âge de treize ans, la malade avait des douleurs dans le côté gauche et on constatait à cette époque une tumeur de la rate. Un traitement arsenical fit disparaître les douleurs, mais la tumeur persista.

Opération. — Incision de 8 centimètres sur la ligne blanche; on ne fait au péritoine qu'une petite ouverture par laquelle le liquide s'écoule, d'ailleurs lentement. Il sort de la cavité abdominale une grande quantité de liquide d'un beau jaune clair. Une partie du liquide est recueillie avec asepsie. On élargit, alors que sur le côté droit de cette ouverture, des veines fortement dilatées, présentant même de véritables dilatations variqueuses, vont se perdre sous le péritoine. L'une d'elles est entamée en partie et laisse écouler un flot de sang noirâtre. On la lie de suite. L'épiploon apparait alors au-devant de la cavité abdominale, présentant aussi de grosses veines fortement gonflées. On voit alors les replis de l'intestin grêle et une quantité encore assez abondante de liquide. En attirant l'épiploon en haut et repoussant l'intestin en arrière, on arrive à rendre visible le bord inférieur de la rate. La surface de celle-ci est laiteuse, et rendue d'un gris mat par une couche

1. Observation rapportée par Frazier, *loc. cit.* plus loin, dans son tableau sous le n° 13, avant la sienne, qui porte le n° 14. Nous n'avons pas pu retrouver le texte original.

2. H. Kummel, Die chirurgische Behandlung der Ascites bei Lebercirrhose, *Deut. med. Woch.*, Berl., 1902, 3 avril, n° 14, p. 242.

3. O. Hildebrandt, Beitrag zur Talma'schen Operation, *Deut. Zeit. f. Chir.*, 1903-4, LXVII, 373-378.

stratifiée et inégale de tissu conjonctif. Au toucher, elle est assez molle. Le foie ne peut être atteint qu'à son bord inférieur; le toucher permet de constater qu'il est assez dur; on ne l'atteint pas aisément, il faut enfoncer la main profondément. La surface du foie est inégale, il est assez dur et le bord est tranchant. On ne peut agrandir l'ouverture péritonéale vers le haut pour rendre le foie plus visible, parce que les grosses veines déjà citées s'avancent sur le bord droit de l'incision, en son milieu et aussi en haut et à gauche, et qu'en la lésant il se produirait une hémorragie qu'il faut éviter. Sur le péritoine, l'épiploon, l'intestin, on ne voit nulle part de nodosités, pas plus que sur la rate, la surface en est absolument unie, le péritoine est seulement un peu injecté. Les hernies de chaque côté de l'incision laissent nettement sentir au toucher une ouverture annulaire dans la paroi abdominale; celle de droite est vide, la gauche contient un corps solide, pas d'épiploon. De l'intérieur on ne peut constater aucune ouverture correspondant à un ectropion du péritoine. Celui-ci ne peut être suturé, parce qu'on serait exposé à traverser des veines ectatiques, qui atteignent jusqu'à la grosseur du petit doigt. Pour ce motif, après avoir saisi et lié les vaisseaux, on se borne à rapprocher les parois par des sutures en bouton à la soie assez rapprochées les unes des autres. A l'angle inférieur, on fixe un morceau de l'épiploon dans l'incision, dans l'intention d'obtenir une dilatation des vaisseaux au niveau de l'adhérence qui va se produire, et de créer ainsi des collatérales de la veine porte, grâce auxquelles l'épanchement ascitique disparaîtra ou sera retardé. On ferme l'ouverture cutanée par des sutures enchevillées à la soie, profondes et rapprochées les unes des autres.

On a enlevé un petit fragment du péritoine en vue d'un examen microscopique. Occlusion au collodion. Bandage avec une bande serrée; la malade vomit beaucoup par suite de la compression que la bande exerce sur le ventre; pour ce motif, on déroule la bande et on l'enveloppe dans une ceinture fortement serrée sur le pansement. Sur le pansement même de l'incision, pour le rapprochement des bords de l'ouverture, on colle sur le ventre deux bandes d'emplâtre agglutinatif. Décubitus dorsal au lit, les genoux pliés pour relâcher l'abdomen.

Obs. XXXVIII (Parona [Cas I], 18 mars 1901 [1]). — *Cirrhose atrophique. Omentopexie par le procédé de Schiassi. Guérison.*

Ne voyant aucune amélioration à la suite de la cure médicale, on conseilla l'opération de Talma, qui fut faite le 18 mars 1900, à l'habitation du malade à la campagne. A cause de l'état plutôt grave du patient, on jugea opportun de ne pas le chloroformer, et d'avoir recours à l'anesthésie locale à la cocaïne.

L'incision, longue d'environ 15 centimètres, fut faite entre l'ombilic et le pubis, un peu à gauche de la ligne médiane; une fois le péritoine atteint, on évacue avec un trocart l'épanchement qui était d'environ 12 litres. On incise ensuite le péritoine pariétal, on saisit le grand épiploon, et à l'aide de plusieurs points de suture, on le fixe à la paroi

1. Parona, *Policlin.*, Rome, 1903, X, sez. chir., n° 2, 53-66.

abdominale en l'enfermant entre le péritoine et les faisceaux du muscle droit antérieur. Suture de la peau [*Traduction*].

Suites opératoires. — Bonnes. Revu en 1902 : Guérison.

Obs. XXXIX (Harris [Cas I], 30 mars 1902 [1]). — *Cirrhose atrophique. Omentopexie. Mort rapide.*

Homme de cinquante-six ans, grand buveur; atrophie du foie, hypertrophie de la rate, ictère, ascite; durée, environ un an; ponctionné neuf fois. Mésentère fortement épaissi et très vasculaire. Opération le 30 mars 1900. Fermeture de l'abdomen sans drainage; guérison.

Pas d'amélioration. Mort au bout de trois semaines. L'autopsie montra que la mort était due à une hémorragie cérébrale [2].

*
* *

En juillet 1900, Ch.-H. Frazier [3] ne connaissait que 13 cas et en citait un quatorzième, dont la relation n'a pas été encore traduite en français : ce qui nous engage à le rapporter ici. — En réalité, il y avait déjà au moins 38 interventions à cette époque, d'après notre tableau !

Obs. XL (C.-H. Frazier, 25 juillet 1900). — *Cirrhose du foie, ascite. Omentopexie, avec grattage du péritoine. Guérison (complète au troisième mois) après deux ponctions.*

Le malade en question était un laboureur, d'âge mûr, qui fut admis à l'hôpital de l'Université, dans le service médical, le 10 mai 1900. Il avait contracté la syphilis en 1882, et avait toujours été un grand amateur de vin et de tabac. Son cœur était hypertrophié, et dans toute la région précordiale, on pouvait entendre parfaitement un murmure systolique. Les poumons étaient normaux. La rate et le foie étaient hypertrophiés; le bord supérieur du foie était au niveau de la cinquième côte et son bord inférieur dépassait franchement le rebord des fausses côtes. L'abdomen était complètement distendu par un épanchement ascitique et on pouvait constater un œdème très marqué des membres inférieurs. Les urines étaient de couleur ambrée, floconneuses, de réaction acide, d'un poids spécifique = 1,019; elles contenaient des traces d'albumine et un peu de pus et quelques cellules sanguines; pas d'éléments moulés (figurés). L'administration de la digitale, de la théobromine, de la caféine, de la diurétine, de l'urée, du strophantus, et d'autres diurétiques, n'avait eu aucun effet appréciable sur l'ascite. Le 30 mai, une paracentèse avait été pratiquée. Depuis, on en avait fait quatre autres (environ toutes les deux semaines), qui avaient donné respectivement 512, 485, 330 et 400 onces (30 grammes) de liquide ascitique. Le cas était regardé comme décidément incu-

1. Harris, Talma's operation in cirrhosis of the liver, *J. Am. M. Ass.*, Chicago, 1903, XLI, p. 1059-1061.

2. Obs. citée dès 1901, *Annals of Surgery*, 1901, XXXIII, p. 655-656.

3. Ch.-H. Frazier, The operative treatment of cirrhosis of the liver. Report of a successful case. *The amer. J. of med. sciences*, 1900, déc. Tiré à part, in-8, 6 p., 1 tab.

rable; et ce n'est qu'à ma prière que le malade fut transporté dans le service de chirurgie.

Opération. — Le 25 juillet 1900. J'avais la ferme intention de pratiquer l'opération sous l'anesthésie locale seulement; mais, après avoir ouvert la cavité péritonéale, je m'aperçus que mes manipulations causaient de telles douleurs que je fus obligé de faire donner de l'éther au malade, et l'opération se termina sous l'anesthésie générale. Le péritoine de la paroi abdominale fut avivé, de chaque côté de l'incision, par un *grattage* vigoureux, en se servant d'un bourrelet de gaze, et l'épiploon, qui était épaissi et contracté, fut suturé au péritoine pariétal et aux bords de l'incision. Le contenu liquide de la cavité abdominale fut évacué et la plaie fermée, sans aucun drainage.

Suites. — La convalescence fut ininterrompue et se fit sans incident; le malade ne ressentit aucun effet fâcheux de son opération; la plaie guérit par première intention.

Les suites de l'opération n'ont présenté, depuis trois mois, que les épisodes suivants : le malade a été ponctionné encore deux fois, une première fois, le treizième jour, une deuxième fois, le trente-sixième jour; à la première fois, on a retiré 328 onces de liquide et la seconde fois, 96 seulement.

Depuis ce moment-là jusqu'à maintenant, on ne trouve pas de trace de nouvel épanchement; le malade a vu ses forces renaître rapidement; il n'est plus alité depuis longtemps, il sort tous les jours et il ne prend aucune espèce de médicament, sauf un peu de citrate de magnésie pour assurer la libération quotidienne de ses intestins.

Après avoir rapporté jusqu'à fin juillet 1900, les 38 premières observations publiées, sans compter notre première intervention qui remonte à 1899 (20 mai) et dont on trouvera le texte plus loin, nous croyons inutile de poursuivre davantage l'énumération détaillée des cas particuliers; et nous nous bornerons désormais à donner un léger aperçu des plus récents cas dans le tableau d'ensemble qui suit, pour ne pas allonger outre mesure cette revue. Aussi bien a-t-on déjà ainsi une idée très nette des avantages et des inconvénients de l'opération que nous étudions.

Pour terminer cet historique, il nous suffira, d'une part, de renvoyer à la bibliographie complète de la question, que nous donnons plus loin, en la classant années par années, et, d'autre part, de simplement citer les thèses françaises et étrangères, qui ont été écrites sur ce sujet dans ces deux dernières années. Ce sont celles de Mlle Cora Aublan (Bordeaux, 1901); Ernest Froment (Paris, 1901); Charles Leport (Paris, 1902); Fr. Weispfenning (Kiel, 1902); Gaston Alexandre[1] (Paris, 1903). — D'ailleurs, il n'y a guère que cette dernière qui soit vraiment utile à consulter, car elle résume toutes les autres et est la plus complète.

1. La thèse de Charlier (1904) n'a paru qu'après la rédaction de ce mémoire.

Tableau I. — Observations d'Omentopexie. — 1° Phase de début : 1889 a 1901 inclus.

N°s	Opérateur	Indications bibliographiques	Sexe et âge	Diagnostic	Opération				Résultat	Observations
					Date	Manuel opératoire	Suites : Immédiates.	Suites : Éloignées.		
0	Kummel (cas 0).	Kummel (1902).	F. 35	Cirrhose à forme hypertrophique. Ascite.	1887	Laparotomie. Epiploon fixé dans la plaie, *par hasard*.	Bonnes.	3 mois après, guérison.	Guérison complète.	*Opération involontaire* et restée oubliée jusqu'en 1902.
1	Van der Meulen.	Lens (1892).	» »	Cirrhose (opération proposée par Talma).	fin 1889	Fixation à la paroi (omentopexie de parti pris).	Mort après quelques heures (shock).	»	Mort opératoire.	Intervention *trop tardive*.
2	Schelkly.	Lens (1892).	H. »	Cirrhose alcoolique.	1891	Omentopexie à la paroi.	Accès de delirium tremens (péritonite).	Mort au bout de 15 jours.	Mort post-opératoire.	Intervention *trop tardive*.
3	Lens.	Lens (1892).	H. 61	Cirrhose. Ascite.	1891	Omentopexie à la paroi.	Ascite traitée par paracentèses.	Mort 5 mois 1/2 après l'opération.	*Guérison temporaire*.	Résultat thérapeutique *très appréciable*.
4	Morison (cas I).	Drummond et Morison (1896).	F. 42	Cirrhose avec hypertrophie du foie. 48 ponctions (forme douteuse).	1894 (3 sept.)	Procédé de Morison. Drainage.	Reproduction de l'ascite.	Ponctions. Amélioration réelle de l'état général.	Mort par autre affection (ulcère de l'estomac).	Complication indépendante (mais mortelle) après 19 mois.
5	Morison (cas II).	Drummond et Morison (1896).	F. 39	Cirrhose atrophique. Alcoolisme.	1895 (22 oct.)	Omentopexie de Morison. Drainage.	Bonnes.	Hernie ventrale, opérée.	Guérison thérapeutique.	Amélioration pendant 2 ans [autopsie] (Morison, 1899).
6	Eiselsberg (cas I).	Talma (1898).	H. 9	Cirrhose atrophique non alcoolique. Lésion du cœur. Albuminurie. Rate hypertrophiée.	1896 (7 mars)	Omentopexie. *Cholécystopexie*.	Bonnes.	*Splénopexie* (par Narath) plus tard.	Guérison thérapeutique.	Amélioration pendant deux ans.
7-8	Wardle (cas I et II).	Wardle (1897).	» »	2 cirrhoses hépatiques.	1896 (?)	2 épiploorraphies.	Bonnes.	»	?	»
9	Morison (cas III).	Morison (1899). Trad. Leport.	H. 42	Cirrhose atrophique. Alcoolique.	1897 (12 janv.)	Omentopexie de Morison. Drainage.	Bonnes.	10 mois après : bon état ; pas d'ascite.	Guérison thérapeutique.	»
10	Morison (cas IV).	Morison *Lancet* (1899).	F. 54	Cirrhose avec hypertrophie. Kyste de l'ovaire.	1897 (13 mars)	Omentopexie de Morison. Pas de drainage. *Ovariectomie*.	Vomissements et diarrhée. Mort le 11e jour.	»	Mort post-opératoire rapide.	Lésion du rein concomitante.
11	Narath (cas I).	Talma (1900).	H. 55	Cirrhose. — 2 ponctions.	1898 (octobre)	Fixation à la paroi.	Bonnes.	Guérison.	Guérison thérapeutique (sans récidive).	»
12	Neumann.	Neumann (1899).	F. 45	Cirrhose atrophique alcoolique. Albuminurie. Ascite.	1898 (2 nov.)	Fixation à la paroi et *curetage* du péritoine.	Bonnes. (Veines péri-ombilicales.)	Pas d'ascite. Bon état général le 1er mai 1899.	Guérison thérapeutique.	*Mort* après six mois.
13	Weir.	Weir (R.-F.) (1898).	H. 39	Cirrhose avec hypertrophie du foie. Ascite.	1898 (4 nov.)	*Grattage* du péritoine. Omentopexie de Morison. Drainage.	Mort le 5e jour. Péritonite.	»	Mort opératoire.	Décès par *infection opératoire*.
14	Vidal (cas I).	Vidal (1903).	H. 43	Cirrhose atrophique. Ascite. Hématémèses.	1898 (20 déc.)	Procédé spécial. Insertion entre le péritoine et le fascia, *à droite*.	Bonnes.	Bonnes. Paracentèses. Succès partiel.	Guérison avec amélioration seulement.	Mort de pneumonie en mai 1899.
15	Schiassi (cas I).	Schiassi (1901).	F. »	Cirrhose. Paludisme. Ascite abondte.	1898	Fixation de l'épiploon au péritoine	»	Amélioration notable. Revue, 2 ans.	Guérison thérapeutique.	»

— 48 —

Nos	OPÉRATEUR	INDICATIONS BIBLIOGRAPHIQUES	SEXE ET AGE	DIAGNOSTIC	OPÉRATION				RÉSULTAT	OBSERVATIONS
					DATE	MANUEL OPÉRATOIRE	SUITES : Immédiates.	SUITES : Éloignées.		
16	Mumford (Boston).	Greenough (1902).	» »	Cirrhose atrophique. Ascite.	1898	(Procédé primitif). Fixation à la paroi. Drainage.	Guérison.	Pas d'amélioration. Mort au 3e mois.	Insuccès. Mort par lésion primitive.	»
17	Schiassi (cas II).	Schiassi (1901).	H. 23	Cirrhose atrophique. Ascite.	1899	Procédé de Schiassi.	Ascite dès le 5e jour. Accidents de la fistule d'Eck au 20e jour.	Amélioration rapide. Revu, 2 ans.	Guérison thérapeutique.	»
18	Ries (E.).	Ries (*Chir. med.*, Record (1899).	F. 38	Cirrhose avec hypertrophie. Pas d'ascite.	1899	Omentopexie. Pas de drainage.	Bonnes.	»	Guérison opératoire.	Quelques hémorragies.
19	Narath (cas II).	Talma (1900).	F. 67	Cirrhose atrophique.	1899 (20 mars)	Omentopexie, pas de drainage.	Bonnes.	Reproduction de l'ascite.	Récidive sans amélioration. Insuccès.	Mort. Cirrhose du foie secondaire à une péritonite chronique.
20	Folmer.	Talma (1900).	H. »	Cirrhose avec hypertrophie.	1899 (14 mai)	Omentopexie. *Grattage* du péritoine pariétal.	Bonnes.	Reproduction de l'ascite (récidive).	Récidive. Pas d'amélioration.	Mort, sans autopsie, après six mois.
21	Brewer (cas I).	Brewer (1902).	F. 48	Cirrhose atrophique. Alcoolisme. Ascite.	1899 (Printemps)	Procédé de Morison. *Grattage* des séreuses.	Mort au 2e jour d'urémie.	»	Mort opératoire.	»
22	Monprofit (cas I).	Inédite.	H. 42	Cirrhose alcoolique type.	1899 (28 mai)	Suture à la paroi. Drainage.	Mauvaises.	Mort le 27 mai. Cachexie.	Mort post-opératoire.	Opération trop tardive.
[illegible]	[illegible] (cas I).	[illegible] et Turner (1899) (cas II).	[illegible] 52	[illegible] que.	[illegible] (3 juillet)	[illegible] *Grattage* du foie, pas de drainage.		[illegible] ration.	[illegible] amélioration.	
24	Turner (cas II).	Rolleston et Turner (1899) (cas I).	H. 45	Cirrhose. Syphilis.	1899 (31 juillet)	Omentopexie. *Grattage* du foie.	Bonnes.	Guérison.	Guérison opératoire.	Suivie 4 mois.
25	Brewer (cas II).	Brewer (1902).	F. 48	Cirrhose atrophique. Alcoolisme. Albumine, cylindres.	1899 (été)	Procédé de Morison. *Grattage* du péritoine.	Collapsus sur la table d'opération.	Mort en 24 heures de shock.	Mort opératoire.	Opération trop tardive.
26	Morison (cas I).	Morison (1903).	H. 52	Cirrhose atrophique. Ascite.	1899 (29 août)	Procédé de Morison. Drainage.	Bonnes.	Revu en février 1903. Excellent état.	Guérison thérapeutique.	Photographies du malade publiées.
27	Raffa.	Pozzan (1901).	H. 20	Cirrhose atrophique. Ascite.	1899 (23 sept.)	Procédé de Schiassi. *Nettoyage* du périt. à la gaze.	Guérison.	Amélioration.	Guérison opératoire et amélioration.	Mort au 11e mois.
28	Bobrow.	Cherwinsky (1900).	F. 38	Cirrhose atrophique héréditaire (?).	1899 (27 oct.)	Omentopexie à la plaie de l'abdomen.	Mauvaises. L'ascite reparait.	31 déc. 1899. Amélioration progressive.	9 février 1900. Guérison opératoire.	Suivie 3 mois.
29	Comandini.	Comandini et Salvolini (1900)	F. 39	Cirrhose. Ascite énorme.	1899 (31 oct.)	Omentopexie.	»	Mort le 15e jour de péritonite.	Mort post-opératoire.	Autopsie.
30	Grissow.	Grissow *Soc. méd.*, Hamb. (16 janv. 1900).	F. 47	Cirrhose atrophique (?) ou thrombose porte.	1899 (28 nov.)	Omentopexie. Pas de drainage.	Bonnes.	Amélioration.	Guérison opératoire.	»
31	Titow (cas I).	Titow (1900).	» »	Cirrhose.	1899	Omentopexie.	Mort.	»	Mort opératoire.	Péritonite aiguë d'origine opératoire.
32	Titow (cas II).	Titow (1900).	» »	Cirrhose.	1899	Omentopexie.	Guérison opératoire.	Mort au 3e mois. 11 ponctions.	Insuccès. Mort par lésion primitive.	»

N°	OPÉRATEUR	INDICATIONS BIBLIOGRAPHIQUES	SEXE ET AGE	DIAGNOSTIC	OPÉRATION				RÉSULTAT	OBSERVATIONS
					DATE	MANUEL OPÉRATOIRE	SUITES : Immédiates.	SUITES : Éloignées.		
33	Brown.	Brown (1900).	H. 41	Cirrhose atrophique. Alcoolisme. 9 ponctions. Albumine, cylindres.	1899	Fixation au péritoine pariétal. Drainage.	Guérison.	Revu 2 ans après. Guéri.	Guérison thérapeutique.	»
34	Bossowski.	Frazier (1900).	F. 9	Cirrhose.	1899-1900 (?)	Omentopexie. *Cholécystotomie.*	Bonnes.	»	Amélioration.	»
35	Kummell (cas I).	Kummell (1902).	H. 52	Cirrhose à forme hypertrophique.	1900 (13 janv.)	Fixation au péritoine. Anesthésie locale.	Bonnes.	1 an après : Pas d'ascite.	Guérison thérapeutique.	Mort d'érysipèle. Autopsie. Pas d'ascite.
36	Hildebrandt.	Hildebrandt (1902).	F. 28	Cirrhose hépatique.	1900 (6 mars)	Fixation à la plaie de l'abdomen.	Bonnes.	Revu en septembre 1902 : Guérison.	Guérison thérapeutique.	»
37	Parona (cas I)	Parona (1903).	H. 47	Cirrhose atrophique. Ascite.	1900 (18 mars)	Procédé de Schiassi.	Bonnes.	En 1902 : Guérison.	Guérison thérapeutique.	»
38	Harris (M.-L.) (cas I).	Harris (M.-L.) (1903).	H. 56	Cirrhose atrophique. Ascite.	1900 (30 mars)	Fixation à la paroi.	Guérison.	Pas d'amélioration. Mort en 3 semaines.	Mort post-opératoire.	Mort par hémorragie cérébrale.
39	Frazier.	Frazier (1900).	H. 45	Cirrhose. Alcoolisme. Hypertrophie du foie. Ascite.	1900 (25 juil^et^)	Omentopexie. *Grattage* du péritoine. Pas de drainage.	Bonnes.	2 paracentèses seulement. Plus d'ascite.	Guérison thérapeutique.	Bon résultat au bout de 3 mois
40	Villar (cas I).	Villar (1901).	F. 50	Cirrhose atrophique.	1900	Procédé de Schiassi.	Bonnes.	Bonnes.	Malade revue en juin 190[illegible] [illegible] état. Guérison thérapeutique.	
41	Mauclaire (cas I).	Leport. (1902).	» 50	Cirrhose atrophique. Alcoolisme.	1900 (10 oct.)	Fixation au péritoine pariétal.	Mort après 24 heures.	»	Mort opératoire.	Schock opératoire. Opération trop tardive.
42	Baldwin (cas I).	Baldwin (1902).	H. 46	Cirrhose atrophique. Ascite.	1900 (12 oct.)	Fixation à la paroi. *Grattage* du périt^ne^.	Bonnes.	Guérison en juillet 1902.	Guérison thérapeutique.	»
43	Inoko (cas I)	Ito et Orni (1902).	H. 26	Cirrhose. Ascite. Malaria.	1900 (12 oct.)	Fixation à la paroi.	Bonnes.	Pas d'amélioration. Mort en 3 mois.	Mort post-opératoire.	»
44	Abrajanoff.	Abrajanoff (1901).	» 48	Cirrhose atrophique. Ascite.	1900 (22 oct.)	Omentopexie. Cocaïne.	Bonnes.	Pas d'ascite.	Guérison opératoire et thérapeutique.	»
45	Pascale (cas I).	Pascale (1901).	H. 60	Cirrhose atrophique. Ascite. Anémie.	1900 (23 oct.)	Fixation au péritoine (plaie) (Pr. classique).	»	Mort le 22e jour.	Mort post-opératoire.	Marasme (opération trop tardive).
46	Leconte (cas I).	Packard et Leconte (1901).	H. 63	Cirrhose atrophique, 4 ponctions. Lésions du cœur.	1900 (octobre)	*Epongeade* des organes. Fixation de l'épiploon à la paroi. Drainage.	Guérison opératoire.	Mort au 61e jour (ascite non réparée).	Mort post-opératoire.	Mort causée par cachexie hépatique (opération trop tardive).
47	Leconte (cas II).	Packard et Leconte (1901).	H. 52	Cirrhose atrophique, à période hypertrophique. Syphilis (1 ponction).	1900 (octobre)	*Epongeade* des organes. Fixation de l'épiploon à la paroi. Drainage.	Mort le 4e jour d'urémie.	»	Mort opératoire.	Urémie. Pas d'infection syphilitique. Pas d'autopsie.
48	Inoko (cas II).	Ito et Orni (1902).	H. 13	Cirrhose à forme hypertrophique. Ascite.	1900 (1er nov.)	Fixation à la paroi.	Bonnes.	Au bout d'un an : amélioration.	Guérison thérapeutique.	»

N°s	OPÉRATEUR	INDICATIONS BIBLIOGRAPHIQUES	SEXE ET AGE	DIAGNOSTIC	OPÉRATION				RÉSULTAT	OBSERVATIONS
					DATE	MANUEL OPÉRATOIRE	SUITES : Immédiates.	SUITES : Éloignées		
49	Inoko (cas III).	Ito et Orni (1902).	H. 53	Cirrhose atrophique. Alcoolisme. Ascite.	1900 (10 nov.)	Schleich. Fixation à la paroi. Drainage.	Mort au 5e jour.	»	Mort opératoire.	Mort opératoire.
50	Roberts (cas I).	Roberts (J.-B.) (1901).	H. 54	Cirrhose alcoolique. Ascite.	1900 (26 nov.)	Cocaïne.	Mort de coma urémique le lendemain de l'opération.	»	Mort opératoire.	Opération trop tardive.
51	Mac Arthur.	Mac Arthur (1901).	H. »	Cirrhose alcoolique. Ascite.	1900 (3 déc.)	Opération de Morison.	Bonnes.	Guérison.	Guérison opératoire.	»
52	Roberts (cas II).	Roberts (J.-B.) (1901).	H. 49	Cirrhose alcoolique. Ascite.	1900 (4 déc.)	Cocaïne.	»	Amélioration.	Mort 6 semaines après.	Pas d'autopsie.
53	Pascale (cas II).	Pascale (1901).	H. 55	Cirrhose atrophique. Ascite.	1900 (6 déc.)	Procédé spécial (Pascale).	Guérison.	Guérison 1 an après : Ascite.	Récidive de l'ascite.	Amélioration réelle de l'état général.
54	Jelks.	Jelks (1901).	H. 59	Cirrhose. Ascite.	1900 (20 déc.)	Fixation de la plaie. Curettage.	Bonnes.	Guérison opératoire.	Malade non suivi.	»
55	M. Moullin (cas I).	Mausell Moullin (1901).	» »	Cirrhose.	1900 (?)	»	Mort au 8e jour d'épuisement.	»	Mort opératoire.	Opération trop tardive.
56	M. Moullin (cas II).	M. Moullin (1901).	» »	Cirrhose.	1900 (?)	»	Guérison.	Mort au 30e jour de pleurésie.	Mort post-opératoire.	Opération trop tardive. Mort de complication due à l'affection.
57	M. Moullin (cas III).	M. Moullin (1901).	» »	Cirrhose.	1900 (?)	»	»	Amélioration très marquée.	Malade perdu de vue.	»
58	M. Moullin (cas IV).	M. Moullin (1901).	» »	Cirrhose.	1900 (?)	»	Guérison.	Guérison absolue.	Guérison thérapeutique.	Guéris. maintenue après 2 ans.
59	M. Moullin (cas V).	M. Moullin (1901).	» »	Cirrhose.	1900 (?)	»	Guérison.	Guérison absolue.	Guérison thérapeutique.	Guéris. maintenue après 2 ans.
60	Bénissowitch (cas I).	Bénissowitch (1901).	H. 22	Cirrhose avec hypertrophie. Alcoolisme. 1 laparotomie.	1900	Fixation à la paroi abdominale.	Guérison.	Amélioration notable. Ponction à 6 mois.	Guérison thérapeutique.	Guérison réelle.
61	Bénissowitch (cas II).	Bénissovitch (1901).	H. 56	Cirrhose. Ascite. Ponction.	1900	Omentopexie.	Bonnes : lever le 10e jour.	Mort au 14e jour d'insuffisance cardiaque.	Mort opératoire.	Opération trop tardive (Mort par complication due à l'affection).
62	Roe et Spencer.	Roe et Spencer (1902).	» »	Cirrhose atrophique.	1900	Procédé de Schiassi. Procédé dit (intramural).	»	»	Guérison opératoire, non suivie.	Mort en 9 mois.
63	Ballin.	Ballin (1901).	» »	Cirrhose. Ascite. Œdème.	1900	Fixation à la paroi.	»	Suivi : 5 mois seulement	Guérison opératoire.	»
64	Wyman (cas I).	Wyman (1901).	» »	Cirrhose. Ascite. Œdème.	1900	Procédé de Schiassi ou (intramural).	»	Guérison.	Amélioration réelle.	Mort ultérieure (Gastrite).
65	Bidwell (cas I).	Bidwell (1901).	» »	Cirrhose. Ascite. Syphilis.	1900	Fixation à la paroi.	»	Guérison de l'ascite. Hémiotrophie à 5 mois. Mort.	Mort post-opératoire.	»
66	Greenough	Greenough (1902).	» »	Cirrhose atrophique. Ascite.	1900	Fixation à la paroi.	»	Pas d'amélioration. Mort en 3 semaines.	Mort post-opératoire.	»
67	Elliot (J.-W.).	Greenough (1902).	» »	Cirrhose à forme hypertrophique.	1900	Fixation à la paroi.	Guérison.	Amélioration (Ponction).	Guérison. Amélioration.	»

MONTROVIT.

N°s	OPÉRATEUR	INDICATIONS BIBLIOGRAPHIQUES	SEXE ET AGE	DIAGNOSTIC	OPÉRATION				RÉSULTAT	OBSERVATIONS
					DATE	MANUEL OPÉRATOIRE	SUITES : Immédiates.	SUITES : Éloignées.		
				Ascite. Œdème.						
68	Porter et Jolin.	Greenough (1902).	» »	Cirrhose. Ascite.	1900	Procédé de Schiassi.	Guérison.	Pas d'amélioration. Mort après 7 semaines.	Mort post-opératoire. Récidive de l'ascite.	Mort d'accidents pulmonaires (Embolie).
69	Bernays (cas I).	Thompson (1901).	» »	Cirrhose. Alcoolisme. Ascite.	1900	Fixation à la paroi.	Guérison.	Pas d'amélioration. Mort au 8e mois.	Mort post-opératoire.	»
70	Bernays (cas II).	Thompson (1901).	» »	Cirrhose. Ascite.	1900	Fixation à la paroi.	Guérison.	Amélioration.	Guérison. Amélioration.	»
71	Lamphear	Thompson (1901).	» »	Cirrhose. Alcoolisme. Ascite.	1900	Fixation à la paroi.	Guérison.	Amélioration.	Guérison et amélioration.	»
72	Kummell (cas II).	Kummell (1902).	F. 56	Cirrhose. Syphilis.	1900	Fixation au péritoine.	Bonnes.	5 semaines après, pas d'ascite.	Mort post-opératoire par complication.	Pleurésie et myocardite. Pas d'ascite (opération tardive).
73	Kummell (cas III).	Kummell (1902).	F. 36	Cirrhose.	1900	Fixation au péritoine.	Mort le 2e jour.	»	Mort opératoire.	Opérat. beaucoup trop tardive.
74	Kummell (cas IV).	Kummel (1902).	H. 42	Cirrhose à forme hypertrophique.	1900	Fixation au péritoine.	Mort le 4e jour d'obstruction intestinale aiguë.	»	Mort opératoire.	Mort par complication opératoire: Shock (mauvais état général).
75	Bradford.	Brewer (1902).	21/2	Cirrhose. 8 ponctions. Albuminurie.	1900	Omentopexie au bord de la plaie.	Bonnes.	»	Mort post-opératoire avec récidive de l'ascite.	Mort après deux mois et demi.
76	Burrell	Brewer. (1902).	H. 40	Cirrhose. Albuminurie. 9 ponctions.	1900	Omentopexie.	Bonnes.	»	Mort post-opératoire avec récidive.	Mort 1 mois après.
77	Tilton	Brewer (1902).	» 42	Cirrhose atrophique. Alcoolme. Hernie.	1900	Omentopexie.	Mort de shock.	»	Mort opératoire.	Opération de hernie.
78	Clementi (cas I).	Clementi (1900).	H. 34	Cirrhose avec hypertrophie. Ascite.	1900	*Raclage* du péritoine à la curette. Fixation au péritoine pariétal.	Guérison.	Amélioration.	Récidive 8 mois après.	Il ne parait pas s'agir de *cirrhose vasculaire* (Paludisme).
79	Clementi (cas II).	Clementi (1900).	F. 23	Cirrhose non-alcool. Ascite.	1900	Procédé de Schiassi.	Guérison.	Ascite au 10e jour.	Malade non suivie.	Non suivie.
80	Clementi (cas III).	Clementi (1900).	F. 43	Cirrhose avec hypertrophie. Ascite.	1900	Procédé de Schiassi.	Guérison.	Reproduction de l'ascite.	Récidive : Ponctions.	»
81	Brewer (cas III).	Brewer (1902).	H. 40	Cirrhose atrophique. Alcoolisme.	1900 (hiver)	Procédé de Morison.	»	»	Mort opératoire.	Péritonite.
82	Zalogue (cas I).	Zalogue (1901).	» »	Cirrhose. Ascite.	1900	Fixation à la paroi.	Vomissements sanguins. Mort le 10e j. d'accidents cardiaques.	»	Mort opératoire.	Artério-sclérose.
83	Zalogue (cas II).	Zalogue (1901).	» »	Cirrhose. Ascite.	1900	Fixation à la paroi.	Bonnes.	Guérison.	Récidive.	»
84	Pascale (cas III).	Pascale (1901).	H. 42	Cirrhose atrophique. Paludisme. Ascite.	1901 (7 janv.)	Procédé de Pascale.	Bonnes.	Mort le 13e jour.	Mort opératoire.	Adhérences du foie à l'autopsie.
85	Pascale (cas IV).	Pascale (1901).	H. 40	Cirrhose atrophique alcool.	1901 (15 janv.)	Procédé de Pascale.	Mort le 10e jour.	»	Mort opératoire.	Autopsie.

N°s	OPÉRATEUR	INDICATIONS BIBLIOGRAPHIQUES	SEXE ET AGE	DIAGNOSTIC	OPÉRATION — DATE	OPÉRATION — MANUEL OPÉRATOIRE	OPÉRATION — SUITES : Immédiates.	OPÉRATION — SUITES : Éloignées.	RÉSULTAT	OBSERVATIONS
86	Pascale (cas V).	Pascale (1901).	H. 39	Cirrhose atrophique. Paludisme. Ascite.	1901 (29 janv.)	Procédé de Pascale.	Bonnes.	Guérison.	Guérison thérapeutique.	»
87	Inoko. (cas IV).	Ito et Orni (1902).	H. 42	Cirrhose. Syphilis. Ascite.	1901 (5 fév.)	Fixation à la paroi.	Bonnes.	Pas d'amélioration. Mort en 4 semaines 1/2.	Mort post-opératoire.	»
88	Keen.	Keen et Fischer (1903).	H. 32	Cirrhose. Ascite.	1901 (27 fév.)	»	Bonnes.	Revue après 2 ans. Pas d'ascite.	Guérison thérapeutique.	»
89	Kiriac.	Kiriac (1901).	» »	Cirrhose atrophique. Ascite.	1901 (12 mars)	Fixation au péritoine dans la plaie.	Bonnes.	Mort le 30 mars 1901.	Mort post-opératoire.	Opération tardive. Cachexie.
90	Dubourg (cas I).	Mongour (Ch.) (1901).	F. 55	Cirrhose atrophique.	1901 (25 mars)	Fixation au péritoine.	Bonnes.	Réapparition de l'ascite.	Récidive.	Mort 6 mois après.
91	Inoko (cas V).	Into et Orni (1902).	H. 53	Cirrhose, syphilis, ascite, œdème.	1901 (29 mars)	Fixation à la paroi.	Mort le 4e jour.	»	Mort opératoire.	Mort opératoire.
92	Schiassi (cas III).	Schiassi (1901).	H. »	Cirrhose cardiaque. Ascite. Œdème. Malaria.	1900	Procédé de Schiassi.	Guérison.	»	Guérison thérapeutique (depuis 2 ans).	Guérison complète.
93	Clementi (cas IV).	Clementi (1901).	H. 45	Cirrhose. Paludisme. Ascite.	1901	Procédé de Schiassi.	Guérison.	Récidive rapide.	Insuccès. Récidive.	»
94	Clementi (cas V).	Clementi (1901).	H. 42	Cirrhose atrophique. Paludisme. Ascite abondante.	1901	Procédé de Schiassi.	»	Mort le 15e jour.	Mort post-opératoire.	»
95	Pascale (cas VI).	Pascale (1901).	H. 32	Cirrhose atrophique.	1901 (avril)	Procédé de Pascale.	Normales.	Mort au bout de 1 mois : coma.	Mort post-opératoire.	Péritonite chronique.
96	Pascale (cas VIII).	Pascale (1901).	F. 36	Cirrhose atrophique.	1901	Procédé de Pascale.	Normales.	Bonnes.	Guérison thérapeutique.	Sucre dans l'urine.
97	Kantzel (cas I).	Kantzel (1902).	H. 30	Cirrhose. Ascite.	1901	Omentopexie.	Bonnes. Ascite.	Guérison après 2 mois.	Guérison thérapeutique.	»
98	Pascale (cas VII).	Pascale (1901).	H. 40	Cirrhose atrophique. Alcoolisme. Paludisme. Ascite.	1901 (27 avril)	Procédé de Pascale.	Reproduction de l'ascite.	Mort au bout de 4 mois.	Mort opératoire.	»
99	Muscroft et Ingals.	Muscroft et Ingals (1901).	H. 45	Cirrhose atrophique. Ictère. Ascite. Œdème.	1901 (11 mai)	Fixation à la paroi. Drainage. Nettoyage.	Mort le 30e jour.	»	Mort opératoire.	Mort par shock.
100	Dubourg (cas II).	Mongour (1901).	F. 32	Cirrhose atrophique. Cachexie.	1901 (24 mai)	»	Mort le 27 mai 1901 d'anavie.	»	Mort post-opératoire.	Opération trop tardive.
101	Baldwin (cas II).	Baldwin (1902).	F. 59	Cirrhose atrophique.	1901 (30 mai)	Fixation à la paroi. *Grattage* du péritoine.	»	Mort 3 mois après de cachexie.	Mort post-opératoire.	Pas d'autopsie. Opération trop tardive.
102	Villar (cas II).	Villar	H. 48	Cirrhose (?). Ascite.	1901	Fixation à la paroi.	Bonnes.	Malade non revu.	Guérison opératoire.	»
103	Villar (cas III).	Villar (1901).	F. 44	Cirrhose atrophique. Cachexie au début.	1901 (31 mai)	Technique de Schiassi.	Simples.	Reproduction de l'ascite : 1 ponction. Mort d'urémie le 21 juin 1901.	Mort post-opératoire.	Opération tardive (Complication due à la maladie).
104	Neilson.	Neilson (1902).	H. 51	Cirrhose. Ascite.	1901 (22 juin)	Fixation à la paroi.	Bonnes.	Revu 22 mois après.	Guérison thérapeutique.	»

N°s	OPÉRATEUR	INDICATIONS BIBLIOGRAPHIQUES	SEXE ET AGE	DIAGNOSTIC	OPÉRATION				RÉSULTAT	OBSERVATIONS
					DATE	MANUEL OPÉRATOIRE	SUITES : Immédiates.	SUITES : Éloignées.		
105	Harris (cas II).	Harris (1903).	H. 56	Cirrhose atrophique. Œdème. Artériosclérose.	1901 (10 juill.)	Fixation à la paroi.	Guérison.	Mort en 2 mois.	Mort post-opératoire.	»
106	Torrance.	Torrance (1902).	H. 45	Cirrhose atrophique. Ascite.	1901 (20 juill.)	Fixation à la paroi.	Mort d'urémie le 4e jour.	»	Mort opératoire.	»
107	Vidal (cas II).	Vidal (1902).	H. 48	Cirrhose atrophique. Ascite énorme.	1901 (juillet)	Procédé de Schiassi. Grattage.	Bonnes.	Insuccès complet. Mort de cachexie.	Mort post-opératoire.	»
108	Parona (cas II).	Parona (1903).	H. 60	Cirrhose atrophique. Ascite.	1901 (3 sept.)	Procédé de Schiassi.	Bonnes.	Mort le 27 novembre 1901 de toxémie.	Mort post-opératoire.	»
109	Colson.	Glaudot (1902).	H. 19	Cirrhose à la période hypertrophique.	1901 (12 oct.)	Technique de Schiassi modifiée.	Simples.	1er déc. 1901 : 1re ponction. 10 mars 1902 : 2e ponction.	Amélioration.	Malade suivi 5 mois.
110	Craig.	Craig (1903).	F. 61	Cirrhose.	1901 (21 oct.)	Fixation à la paroi.	Bonnes.	21 mai 1903 : bon état.	Guérison thérapeutique.	»
111	Potieyenko.	Potieyenko (1903).	F. 68	Cirrhose à forme hypertrophique. Ascite.	1901 (31 oct.)	Cocaïne. Fixation dans la plaie de la paroi.	Bonnes.	7 paracentèses après 5 mois : anastomose développée.	Guérison thérapeutique.	Morte le 1er septembre 1902.
112	Witherspoon (cas I).	Witherspoon (1902).	» 40	Cirrhose atrophique.	1901 (octobre)	Procédé de Schiassi.	»	»	Mort.	»
113	Antonelli.	Antonelli (1902).	H. 49	Cirrhose à forme hypertr. Malaria.	1901 (7 nov.)	Procédé de Schiassi.	Bonnes.	En mai 1902 : Guérison.	Guérison thérapeutique.	»
114	Brewer (cas V).	Brewer (1902).	H. 30	Cirrhose atrophique.	1901 (9 nov.)	Fixation à la paroi.	Mort : Péritonite.	»	Mort opératoire.	Péritonite suite de drainage.
115	Baldwin (cas III).	Baldwin (1902).	H. 33	Cirrhose atrophique.	1901 (23 nov.)	Fixation à la paroi. *Grattage* du péritoine, foie, etc.	Bonnes.	Mort le 21 décembre de cachexie.	Mort post-opératoire.	Pas d'autopsie.
116	Kummel (cas V).	Kummel (1902).	F. 35	Cirrhose à forme hypertrophique.	1901 (17 déc.)	Fixation au péritoine.	Bonnes.	Pas d'ascite, après six semaines.	Guérison thérapeutique.	»
117	Roger.	Roger (Jean) (1902).	F. 20	Cirrhose à la période hypertrophique.	1901 (31 déc.)	Technique de Schiassi *modifiée*.	Simples.	Sortie le 20 janvier. Revue le 4 mars 1902 : Pas d'ascite.	Guérison thérapeutique.	Malade suivie 3 mois.
118 119 120 121 122 123	Woolsey (I à VI).	Brewer (1902).	5 H. 1 F.	Cirrhoses (6 cas).	1901 (?)	Omentopexies.	4 morts et 2 guérisons.	» 2 récidives.	4 morts diverses et 2 récidives.	Morts classées aux *Post-opératoires*, en raison de l'imprécision du texte.
124	Lloyd.	Brewer (1902).	F. 54	Cirrhose atrophique. Ascite. 2 ponctions.	1901	Omentopexie.	Guérison.	Vu 2 ans après.	Guérison thérapeutique.	»
125	Gerster.	Brewer (1902).	H. 35	Cirrhose alcoolique. Albumine et cylindres. Ponctions. Hémorragies.	1901	Omentopexie.	Mort en quelques jours.	»	Mort opératoire.	»
126	Meyer (cas I).	Brewer (1902).	» »	Cirrhose.	1901	Omentopexie.	Guérison.	Mort au 4e mois.	Mort opératoire.	»
127	Meyer (cas II).	Brewer (1902).	» »	Cirrhose.	1901	Fixation à la paroi bdominale.	Mort à la 2e semaine.	»	Mort opératoire.	»

Nos	OPÉRATEUR	INDICATIONS BIBLIOGRAPHIQUES	SEXE ET AGE	DIAGNOSTIC	OPÉRATION				RÉSULTAT	OBSERVATIONS
					DATE	MANUEL OPÉRATOIRE	SUITES :			
							Immédiates.	Éloignées.		
128	Fisk.	Brewer (1902).	F. 6	Cirrhose alcoolique. Ascite depuis 10 mois.	1901	Opération de Morison.	Mort.	»	Mort opératoire.	»
129	Curtis (cas I).	Brewer (1902).	» »	Cirrhose.	1901	Procédé de Schiassi.	»	Récidive.	Insuccès. Récidive.	»
130	Curtis (cas II).	Brewer (1902).	» »	Cirrhose.	1901	Procédé de Schiassi.	Guérison.	»	Guérison thérapeutique.	»
131	Syms (cas I).	Brewer (1902).	» 40	Cirrhose alcoolique.	1901	Procédé de Schiassi.	»	»	Guérison thérapeutique.	»
132	Rolls.	Brewer (1902).	» 40	Cirrhose alcoolique.	1901	Procédé de Schiassi.	Mort. Urémie.	»	Mort opératoire.	»
133	Le Boutillier.	Brewer (1902).	» 33	Cirrhose alcoolique. Ascite depuis 7 semaines.	1901	Procédé de Schiassi.	Mort d'hémorragie.	»	Mort opératoire.	»
134	Kelly.	Brewer (1902).	F. 35	Cirrh. alcool. Asc. depuis 2 ans. Malad. du cœur. Albumine. Cylindres.	1901	Suture à la paroi.	Bonnes.	»	Guérison thérapeutique.	»
135	Annovazzi.	Annovazzi (1901).	» »	Cirrhose atrophique. Ascite.	1901	Fixation à la paroi.	»	Revue, 6 mois.	Guérison thérapeutique.	»
136	Bosrowsky.	Kummell (1902).	E. 9	Cirrhose.	1901 (?)	Fixation au péritoine.	»	»	Guérison thérapeutique.	Pas de récidive.
137 à 146	Eyselsteyn (cas I à X).	Eyselsteyn (1901).	10 cas	10 cirrhoses.	1901 (?)	Omentopexie.	»	»	6 guérisons. 4 résultats inconnus.	Opérations faites aux Indes.
147	Markoe (F.-H.) (cas I).	Brewer (1902).	F. 51	Cirrhose atrophique. Rate hypertroph. Alcoolisme.	1901 (?)	Fixation à la paroi.	Bonnes.	»	Guérison thérapeutique.	Quelques ponctions.
148	Markoe (cas II).	Brewer (1902).	H. 10	Cirrhose atrophique. Alcoolisme.	1901 (?)	Fixation à la paroi.	Bonnes.	»	Guérison thérapeutique.	Quelques ponctions.
149	Peck.	Brewer (1902).	H. 47	Cirrhose atrophique. Alcoolisme modéré.	1901 (?)	Procédé de Morison.	»	»	Guérison thérapeutique.	Ponctions.
150	Dwight.	Brewer (1902).	» »	»	1901 (?)	»	»	»	»	»
151	Witherspoon (cas II).	Witherspoon (1902).	- 38	Cirrhose atrophique.	1901	Résection du péritoine.	»	»	Guérison thérapeutique.	»
152	Casati.	Casati (1901).	» »	Cirrhose ancienne. Ascite.	1901	Fixation à la paroi.	Guérison.	Pas d'amélioration au 20e jour.	Récidive.	»
153	Syms (cas II).	Brewer (1902).	41 »	Cirrhose à forme hypertrophique. Ascite.	1901	Procédé de Schiassi.	Mort au 7e jour d'urémie.	»	Mort opératoire.	Mort d'affection rénale.
154	Villar (cas III).	Villar (1901).	» »	Cirrhose.	1901	Procédé de Schiassi.	Guérison.	Pas d'amélioration.	Récidive.	»
155	Harrington-Vickery.	Greenough (1902).	» »	Cirrhose à forme hypertrophique. Œdème. Ascite.	1901	Fixation à la paroi.	Guérison.	Amélioration. Pas d'ascite au 9e mois.	Guérison thérapeutique.	»
156	Lee.	Greenough (1902).	» »	Cirrhose. Ascite.	1901	Fixation à la paroi.	Guérison.	Pas d'amélioration. Mort en 10 semaines.	Mort post-opératoire.	»
157	Kautzel (cas II).	Kautzel (1902).	H. 28	Cirrhose.	1901	Omentopexie classique de Talma.	»	Mort de méningite le 13e jour.	Mort post-opératoire.	Autopsie.

Nos	OPÉRATEUR	INDICATIONS BIBLIOGRAPHIQUES	SEXE ET AGE	DIAGNOSTIC	OPÉRATION				RÉSULTAT	OBSERVATIONS
					DATE	MANUEL OPÉRATOIRE	SUITES : Immédiates.	SUITES : Éloignées.		
158	Bunge (cas I).	Bunge (1902).	» »	Cirrhose. Syphilis. Ascite.	1901	Omentopexie.	»	Pas de résultat : *splénopexie*.	Récidive.	Guérison par *splénopexie*.
159	Bunge (cas II).	Bunge (1902).	» »	Cirrhose atrophique. Ascite.	1901	Omentopexie.	»	Ascite.	Récidive.	*Colpotomie* pour ascite. Mort.
160	Bunge (cas III).	Bunge (1902).	» »	Cirrhose atrophique. Alcoolique.	1901	Omentopexie.	»	»	Guérison thérapeutique.	»
161	Bunge (cas IV).	Bunge (1902).	» »	Cirrhose atrophique.	1901	Omentopexie.	»	»	Amélioration.	Mort 2 mois après.
162	Wyman (cas II).	Wyman (1901).	» »	Cirrhose à forme hypertrophique. Ascite.	1901	Procédé de Schiassi (dit intramural).	Guérison.	Mort après 3 mois de toxémie.	Mort post-opératoire.	»
163	Wyman (cas III).	Wyman (1901).	» »	Cirrhose. Ascite.	1901	Procédé de Schiassi.	Guérison.	Pas d'ascite.	Amélioration.	»
164	Bidwell (cas II).	Bidwell (1901).	» »	Cirrhose. Ascite. Œdème. Affection rénale.	1901	Fixation à la paroi.	»	Guérison après 7 mois.	Amélioration.	»
165	Bidwell (cas III).	Bidwell (1901).	» »	Cirrhose. Ascite. Œdème. Affection cardiaque.	1901	Fixation à la paroi.	Guérison.	Mort de syncope.	Mort post-opératoire.	»
166	Bidwell (cas IV).	Bidwell (1901).	» »	Cirrhose. Ascite. Œdème.	1901	Fixation à la paroi. Drainage.	Mort rapide d'infection.	»	Mort opératoire.	Mort opératoire.
167	Bidwell (cas V).	Bidwell (1901).	» »	Cirrhose. Ascite. Hernie ombilicale.	1901	Fixation à la paroi. Opération pour hernie.	Mort au 6e jour de broncho-pneumonie.	»	Mort opératoire.	Mort d'accidents pulmonaires. (Opérat. complexe).
168	Ssokolow.	Ssokolow (1901).	H. 37	Cirrhose atrophique. Ascite depuis 3 ans.	1901	Fixation au péritoine.	Bonnes.	Revu à 4 mois.	Guérison thérapeutique.	»
169	Kummell (cas VI).	Kummell (1902).	H. 54	Cirrhose à forme hypertrophique.	1901	Fixation au péritoine.	Collapsus au 7e jour.	Bonnes.	Guérison thérapeutique.	»
170	Pascale (cas IX).	Pascale (1901).	F. 36	Cirrhose atrophique.	1901	Procédé de Pascale.	»	»	Guérison thérapeutique.	»
171	Pascale (cas X).	Pascale (1901).	H. 48	Cirrhose atrophique. Alcoolisme.	1901	Procédé de Pascale. Anesthésie locale.	Excellentes.	Faible reproduction de liquide.	Guérison thérapeutique.	»
172	Pascale (cas XI).	Pascale (1901).	F. 51	Cirrhose. Paludisme.	1901	Anesthésie locale. Procédé de Pascale.	Bonnes.	Amélioration. Récidive.	Insuccès. Récidive.	»
173	Faurett.	Faurett (1901).	» »	Cirrhose. Ascite.	1901	Fixation à la paroi.	Mort au 5e jour.	»	Mort opératoire.	Mort opératoire.
174	Poggi.	Tieschi (1901).	» »	Cirrhose atrophique. Ascite. Œdème.	1901	Procédé de Schiassi.	Mort au 5e jr d'hémorragie par l'estomac.	»	Mort opératoire.	Mort opératoire par complication.
175	Pascale (cas XII).	Pascale (1901).	H. 57	Cirrhose. Paludisme.	1901	Procédé de Pascale.	Bonnes.	Récidive après amélioration.	Insuccès. Récidive.	»
176	Pascale (cas XIII).	Pascale (1901).	H. 36	Cirrhose avec hypertrophie. Paludisme.	1901 (?)	Procédé de Pascale.	Bonnes.	Sortie le 9e jour.	»	»
177	Pascale (cas XIV).	Pascale (1901).	H. 57	Cirrhose.	1901	Fixation au péritoine.	Bonnes.	Reproduction de l'ascite.	Insuccès. Récidive.	»
178	Karl.	Alexandre (1903).	F. 37	Cirrhose atrophique.	1901 (?)	Fixation au péritoine.	Bonnes.	2 ponctions.	Amélioration.	»

2° 1902 et 1903.

N°s	OPÉRATEUR	INDICATIONS BIBLIOGRAPHIQUES	SEXE ET AGE	DIAGNOSTIC	OPÉRATION				RÉSULTAT	OBSERVATIONS
					DATE	MANUEL OPÉRATOIRE	SUITES : Immédiates	SUITES : Éloignées.		
179	Franke (cas I).	Franke (1902).	• •	Cirrhose alcoolique.	1902 (2 janv.)	Omentopexie.	Bonnes.	Fin avril 1902 : gastroentérostomie. Mort le 8e jour.	Mort post-opératoire.	Coudure du côlon transverse par épiploon tendu.
180	Lanz (cas I).	Lanz (1902).	F. 54	Cirrhose atrophique.	1902 (26 mars)	Fixation à la paroi.	Bonnes.	Guérison après 2 mois.	Guérison thérapeutique.	Tumeur de l'ovaire : ovariotomie.
181	Lejars (cas I).	Lejars (1903).	H. 37	Cirrhose hypertrophique avancée.	1902 (21 avril)	•	Simples.	Sorti le 15 mai 1902.	Amélioration.	Mort peu après d'accidents cardio-pulmonaires (opération tardive).
182	Terrier (cas I).	Alexandre (1903). (cas n° 2 de la thèse).	F. 39	Cirrhose à forme hypertrophique. Ascite.	1902 (28 avril)	Omentopexie.	Bonnes.	Guérison en 1903.	Guérison thérapeutique.	Résultat excellent.
183	Glaudot.	Glaudot (1902).	H. 35	Cirrhose alcoolique.	1902 (2 mai)	Technique de Colson (Pr. de Schiassi).	Simples.	Un peu d'ascite revenue ; pas de ponction.	Amélioration (très satisfaisante).	Malade suivi 1 mois.
184	Lanz (cas II).	Lanz (1902).	H. 33	Cirrhose à forme hypertrophique.	1902 (18 juin)	Fixation à la paroi.	Bonnes.	Guérison le 3 juillet.	Guérison.	Non suivi.
185	Mori.	Mori (1902).	H. 47	Cirrhose atrophique.	1902 (22 juin)	Fixation à la paroi.	•	Mort après 46 jours d'épuisement.	Mort post-opératoire.	Pas d'autopsie.
186	Lejars (cas II).	Lejars (1903).	H. •	Cirrhose atrophique très avancée.	1902 (7 juil.)	•	Mort de cachexie le 15 juillet.	•	Mort opératoire.	Opération trop tardive (Cachexie).
187	Alexandre et Gosset.	Alexandre (1903).	F. 38	Cirrhose à forme hypertrophique. Ascite.	1902 (29 juil.)	Omentopexie.	Mort le 8 août. Lésions cardio-pulmonaires.	•	Mort opératoire.	Autopsie.
188	Terrier (cas II).	Alexandre (1903). (cas n° 1 de la thèse).	F. 43	Cirrhose à forme hypertrophique. Ascite.	1902 (29 juil.)	Omentopexie.	Bonnes. Pas d'ascite.	•	Amélioration.	Pas revue.
189	Withe (cas I).	Withe (S.) (1903).	H. 34	Cirrhose. Ascite.	1902 (7 juil.)	Fixation à la paroi. Drainage.	Bonnes.	Revue en 1903 : petite hernie.	Guérison thérapeutique.	•
190	Withe (cas II).	Withe (S.) (1903).	F. 38	Cirrhose. Ascite. Alcoolisme.	1902 (29 juil.)	Fixation à la paroi.	Bonnes.	Revue en 1903.	Guérison thérapeutique.	•
191	Parona (cas II).	Parona (1903).	H. 43	Cirrhose. Ascite.	1902 (29 août)	Procédé de Schiassi.	Guérison.	Revu le 17 novembre. Bon état.	Guérison thérapeutique.	•
192	Barker.	Barker (1903).	F. 39	Cirrhose. Ascite.	1902 (2 oct.)	Modification du procédé de Talma.	Bonnes.	•	Guérison thérapeutique.	•
193	Harris (cas III).	Harris (1903).	H. 40	Cirrhose. Ascite.	1902 (30 oct.)	Fixation à la paroi. Grattage du péritoine. *Cholécystostomie.*	Guérison.	Mort le 26 novembre dans le collapsus.	Mort post-opératoire.	•
194	Harris (cas IV).	Harris (1903).	H. 43	Cirrhose.	1902 (25 nov.)	Fixation à la paroi.	Guérison.	Revu le 6 janvier : ascite.	Récidive.	Mort ultérieure.
195	Pearson.	Pearson (1903).	H. 30	Cirrhose. Ascite.	1902 (14 déc.)	Fixation à la paroi. *Hépatopexie.* Nettoyage des séreuses.	Mort à la fin du 2e jour.	•	Mort opératoire.	Mort opératoire.

N°s	OPÉRATEUR	INDICATIONS BIBLIOGRAPHIQUES	SEXE ET AGE	DIAGNOSTIC	OPÉRATION				RÉSULTAT	OBSERVATIONS
					DATE	MANUEL OPÉRATOIRE	SUITES : Immédiates.	SUITES : Éloignées.		
196	Cohn.	Cohn (M.) (1903).	» »	Cirrhose. Ascite.	1902 (?)	Opération de Talma.	»	»	Guérison thérapeutique.	»
197	Herczel.	Herczel (1903).	» »	Cirrhose.	1902 (?)	Opération de Talma.	»	Guérison.	Guérison thérapeutique.	»
198	Bunge (cas V).	Bunge (1902).	» »	Cirrhose. Ascite légère. Hémorragie gastrique.	1902	Omentopexie.	»	»	Guérison thérapeutique.	Guérison des hémorragies.
199	Bunge (cas VI).	Bunge (1902).	» »	Cirrhose.	1902	Omentopexie.	»	»	Amélioration.	»
200	Bunge (cas VII).	Bunge (1902).	» »	Cirrhose atrophique.	1902	Omentopexie.	»	»	Amélioration.	»
201	Bunge (cas VIII).	Bunge (1902).	» »	Cirrhose atrophique.	1902	Omentopexie.	»	»	Guérison thérapeutique.	»
202	Franke (cas II).	Franke (1902).	F. 44	Cirrhose. Ascite.	1902	Omentopexie.	Bonnes.	Plus d'ascite après 3 mois.	Guérison thérapeutique.	»
203	Doglioni.	Doglioni (1902).	» »	Cirrhose atrophique. Ascite. Œdème : affection vésicale.	1902	Procédé de Schiassi.	Mort au 10e jour de toxémie.	»	Mort opératoire.	Mort opératoire. Affection vésicale.
204	Lastaria.	Lastaria (1901).	» »	Cirrhose. Ascite.	1902	Fixation à la paroi.	Guérison.	Pas d'amélioration.	Récidive.	»
205	Kehr.	Welp (1902).	» »	Cirrhose.	1902	Fixation à la paroi.	Guérison.	»	Amélioration.	»
206	Franke (cas VI).	Pal (1902).	» »	Cirrhose.	1902	Omentopexie. Anesthésie locale.	»	»	Guérison thérapeutique.	»
207	Franke (cas IV).	Pal (1902).	» »	Cirrhose.	1902	Omentopexie. Anesthésie locale.	»	»	Guérison thérapeutique.	»
208 209 210	Franke (cas V, VI et VII).	Pal (1902). (Discussion).	» »	3 Cirrhoses.	1902	3 omentopexies.	»	»	3 (?)	»
211	Kozlovsky (cas I).	Kozlovsky (1903).	» »	Cirrhose alcoolique atrophique.	1901	Omentopexie.	»	Guérison après 14 mois.	Guérison thérapeutique.	»
212	Kozlovsky (cas II).	Kozlovsky (1903).	» »	Cirrhose à forme hypertrophique.	1902	Omentopexie.	»	Revu après 7 mois.	Amélioration.	»
213	Kozlovsky (cas III).	Kozlovsky (1903).	» »	Cirrhose atrophique.	1902	Omentopexie.	»	»	Récidive.	»
214	Zérénine.	Alexandre (1903).	F. »	Cirrhose. Cachexie.	1902 (?)	Omentopexie.	»	»	Amélioration.	»
215	Lenzmann.	Lenzmann (1903).	H. 54	Cirrhose.	1902 (8 août)	Omentopexie. Grattage. Splénopexie.	Bonnes.	Bonnes.	Guérison thérapeutique.	»
216	Sooblotine.	Alexandre (1903).	» »	Cirrhose.	1902 (?)	Omentopexie.	»	»	Amélioration.	»
217	Berezkine (cas I).	Alexandre (1903).	» »	Cirrhose alcoolique.	1902 (?)	Omentopexie.	»	»	Récidive.	»
218	Zetas.	Zetas (1903).	H. 44	Cirrhose.	1902 (16 juil.)	Omentopexie par le procédé de Schiassi.	Bonnes.	Perdu de vue le 25 avril 1902.	Non suivi.	»
219	Berezkine (cas II).	Alexandre (1903).	» »	Cirrhose alcoolique.	1902 (?)	Omentopexie.	»	Péritonite.	Mort post-opératoire.	»

N°s	OPÉRATEUR	INDICATIONS BIBLIO-GRAPHIQUES	SEXE ET AGE	DIAGNOSTIC	OPÉRATION				RÉSULTAT	OBSERVATIONS
					DATE	MANUEL OPÉRATOIRE	SUITES : Immédiates.	SUITES : Éloignées.		
220	Harris (cas V).	Harris (1903).	H. 43	Cirrhose. Ascite.	1903 (6 janv.)	Fixation à la paroi.	Mort le 12 janvier le 6e jour.	»	Mort opératoire.	Mort opératoire. Autopsie.
221	Sheen (W.).	Sheen (1903).	H. 53	Cirrhose.	1903 (12 fév.)	Fixation à la paroi. *Grattage* du foie et rate.	Bonnes.	Revu le 17 juin 1903.	Guérison thérapeutique.	»
222	Monprofit (cas II).	Inédite.	F. 48	Cirrhose atrophique.	1903 (9 fév.)	Fixation à la paroi. Drainage.	Mauvaises.	Mort le 12 février.	Mort post-opératoire.	Opération trop tardive.
223	Harris (cas VI).	Harris (1903).	H. 36	Cirrhose atrophique. Ascite.	1903 (fin fév.)	Fixation à la paroi. *Cholécystostomie.*	Mort le 2e jour après l'opération.	»	Mort opératoire.	Mort opératoire. Pas d'autopsie.
224	Mouchet.	Mouchet et Clément. (1904).	F. »	Cirrhose alcoolique. Ascite.	1903 (octobre)	Procédé de Schiassi. (Epiploon entre péritoine et paroi).	Bonnes.	Mort 3 mois après.	Mort post-opératoire.	Autopsie.

Autant que je puis croire, c'est notre collègue E. Vidal (de Périgueux) qui a exécuté pour la première fois, en France, cette opération, en 1898, avec succès.

J'ai opéré mon premier malade le 23 mai 1899, avec un insuccès complet. Nous trouvons ensuite l'intervention heureuse de Villar (de Bordeaux), le 25 septembre 1900; et ensuite celle de Mauclaire, datée du 10 octobre 1900, et suivie d'échec.

***

Statistiques. — De nombreux relevés de l'opération de Talma ont été déjà publiés; mais les récents seuls ont de l'intérêt. En France, au début de 1902, M. Guillot, a donné, pour cette opération, une statistique de 28 cas, dont 27 seulement ont pu être utilisés. Il nota alors 11 guérisons; 2 améliorations; 14 échecs.

On voit donc que cette intervention, au point de vue des *résultats éloignés*, donnait déjà, à cette époque, des résultats très appréciables, puisqu'on avait près de 50 p. 100 de guérisons pour une affection reconnue presque incurable médicalement parlant.

C'est un peu plus tard (1902) que parurent les remarquables statistiques américaines de Brewer et de Greenough, qui nous ont tant servis pour notre étude; et il est bien regrettable que chez nous elles n'aient pas été utilisées plus tôt.

Depuis la science a marché, comme on va le voir.

En effet, dans la thèse de Charles Leport, qui date de juillet 1902, on trouve citées 53 opérations (au lieu de 28), c'est-à-dire près du double du nombre donné par Guillot; les 53 interventions ont donné 20 guérisons; 11 améliorations; et 22 échecs (améliorations peu durables ou morts). La proportion des résultats appréciables est un peu supérieure à 50 p. 100 et approche de 60 p. 100. Mais les succès vrais ne sont pas encore très accusés, puisqu'ils donnent en réalité moins de 50 p. 100.

Lejars, en 1903, a pu ajouter encore 23 opérations aux 53 publiées par Leport et a obtenu les résultats suivants : 28 guérisons (c'est-à-dire disparition de l'ascite); 14 améliorations notables; 36 insuccès (morts ou améliorations de quelques semaines seulement). Mais il faut en retrancher, à notre point de vue, les deux cas de Burco et Mussell, qui n'ont pas trait à des cirrhoses vasculaires.

Dans sa thèse, datant de la même année (1903), G. Alexandre a pu rassembler 100 observations pour des cirrhoses (sans compter celles d'Ito et d'Orni, etc.); et il a noté : 58 guérisons et améliorations (38 guérisons, 20 améliorations), 14 récidives, et 35 morts.

Nous avons à notre tour, dressé une nouvelle statistique, qui se trouve être bien plus complète que celle d'Alexandre, car elle arrive presque jusqu'à fin 1903; et nous n'avons tenu compte que des opérations faites pour *cirrhose!* Or, nous avons, dans ces conditions, obtenu des chiffres, que nous discutons plus loin, et qui sont tout aussi concluants que les précédents.

Certes, la question n'est pas encore scientifiquement résolue et reste pendante. Mais on peut dire toutefois aujourd'hui que le procès de l'omentopexie dans la cirrhose vasculaire sera bientôt complètement instruit.

Physiologie pathologique. — Nous ne pouvons pas insister, dans ce rapport, sur la partie expérimentale de cette opération.

Bornons-nous donc à rappeler que, depuis longtemps, on a fait des expériences sur le système porte, dans le dessein de dériver cette circulation dans celle des veines caves, dans le but d'arrêter plus ou moins le développement de l'ascite, en s'efforçant de ramener les choses à l'état normal. Les plus anciennes sont celles d'Eck, qui réalisa, par la fistule qui porte son nom, l'anastomose porto-cave[1].

Mais nous reviendrons sur ces tentatives, en décrivant plus loin cette opération elle-même, car, récemment, elle a été faite chez l'homme.

Pathogénie de l'ascite. — Nous devons d'autre part faire observer à ce point de vue que la pathogénie de l'ascite dans la cirrhose du foie n'est pas envisagée de la même façon par tous les auteurs.

Les classiques, et, jusqu'ici, le plus grand nombre des médecins, considèrent que la *cirrhose atrophique* produit l'*hypertension portale*, et *celle-ci l'ascite.*

Donc hypertension mécanique dans le système porte par obstacle hépatique, et, comme conséquence : transsudation de la sérosité dans la cavité péritonéale.

Mais il semble bien que la question ne soit peut-être pas tout à fait aussi simple. D'après une autre opinion, que nous voyons encore défendue récemment avec talent dans la thèse de Charlier [2], l'ascite ne serait pas sous la dépendance de l'augmentation de tension dans le système porte.

1. Talma a rappelé, avec raison, le fait que Stacey Wilson, Ratcliff (Varices œsophagiennes, etc., *Brit. med. Journal*, 1890) ont soutenu avoir conservé à la vie pendant 15 ans un malade atteint de cirrhose du foie, grâce à l'existence d'une circulation collatérale par la dilatation des veines stomacales correspondantes aux veines œsophagiennes : ce qui permettait une large anastomose des systèmes cave et porte.

Les cas de ce genre justifient très nettement l'opération de Talma; malheureusement il n'est pas absolument certain que le mécanisme de la survie, invoqué par les auteurs anglais, soit le véritable. — Il ne pourrait faire songer d'ailleurs à un mode nouveau d'anastomose artificielle, c'est-à-dire à une opération nouvelle, car on ne peut pas agir facilement sur ces veines.

2. J. Charlier, *Études critiques sur la dérivation du sang de la veine porte appliquée au traitement des ascites cirrhotiques*. Thèse, Paris, 1904, n° 178.

Vidal (de Périgueux) a, en effet, fait remarquer que les capillaires d'origine du système porte se trouvent en majeure partie *dans la muqueuse intestinale*, dans les *villosités de cette muqueuse.* « Comment admettre alors, dit-il, si la théorie mécanique est seule vraie, que cette exsudation séreuse se fasse dans l'abdomen, et pas dans l'intestin, que l'on ait de l'ascite et non de la diarrhée, sauf quelques cas exceptionnels? »

Charlier invoque aussi les résultats des ligatures expérimentales de la veine porte, faites autrefois par Claude Bernard et depuis par d'autres expérimentateurs. Or, dans ces cas, jamais la production d'ascite n'a attiré l'attention, même lorsque l'animal survivait assez longtemps.

Nous ne pouvons prendre parti dans une telle question, que nous avons ici seulement à exposer, et non à trancher; mais il nous paraît qu'un doute sérieux doit au moins s'élever sur la pathogénie de l'ascite dans le cas de cirrhose hépatique, et on peut penser que la théorie mécanique n'en donne pas une explication suffisante, au moins dans tous les cas.

D'ailleurs ne voyons-nous pas des tumeurs abdominales, tumeurs intestinales, tumeurs ovariques, utérines ou autres, qui n'intéressent pas d'une façon spéciale la tension dans le système porte, et qui s'accompagnent d'une ascite, absolument comparable à celle qu'amène la cirrhose hépatique?

Chez tous ces malades l'ascite survient à une période avancée de la maladie, à la période cachectique, lorsque la composition du sang présente des altérations notables. N'en est-il pas de même dans la cirrhose hépatique?

L'hypertension portale se traduit d'une façon non équivoque par les hémorroïdes, par les entérorragies, par les varices œsophagiennes, par les hématémèses. L'ascite n'est peut-être due qu'à l'altération du sang ou à la présence d'un organe malade dans la cavité abdominale, que cet organe soit l'intestin, l'estomac, ou le foie cirrhotique!

MANUEL OPÉRATOIRE. — L'opération de l'omentopexie proprement dite se compose en réalité de deux temps, très distincts, qu'il faut décrire isolément.

1° La *laparotomie exploratrice*, indispensable à pratiquer d'abord, pour fixer le diagnostic pathologique de la manière la plus sûre et faire un examen aussi complet que possible du *foie*, de l'*épiploon*, et du *péritoine*.

2° La *fixation de l'épiploon* à la paroi abdominale.

Certains auteurs ont voulu y ajouter des *manœuvres accessoires*, sorte d'opérations complémentaires, sous prétexte, sinon de parfaire l'omentopexie, du moins d'instituer un traitement opératoire plus parfait. En réalité, ils n'ont réussi qu'à rendre complexe une intervention très simple et n'ont abouti à rien d'utile, à rien d'intéressant. Nous n'en mentionnerons pas moins ces essais infructueux dans un paragraphe particulier sous le titre d'*opérations complémentaires.*

I. Opération proprement dite. — 1° *Laparotomie exploratrice.* — Pour ne pas allonger outre mesure cette revue, notre intention est de laisser complètement de côté tout ce qui a trait à ce premier temps de l'intervention, d'ailleurs bien connu. Nous n'insisterons que sur un point spécial, en rapport avec la nature même de l'opération principale, l'omentopexie, c'est-à-dire que sur l'*incision de* l'abdomen.

1° *Incision.* — On a préconisé de nombreuses variétés d'incision, qu'on peut ainsi classer.

- A. INCISION SIMPLE UNIQUE
  - 1° MÉDIANE et VERTICALE
    - a) sous-ombilicale (Morison, observation IV, etc. [1]).
    - b) sus-ombilicale (Neumann, obs. XII; Brown, obs. XXXI, etc.).
    - c) Sus et sous-ombilicale (Procédé de Terrier, etc.).
  - 2° LATÉRALE DROITE PARAHÉPATIQUE
    - a) *Oblique* : parallèle au rebord des fausses côtes (Rolleston et Turner, observation XXII, etc.).
    - b) *Verticale* : bord externe du muscle droit, à droite (Weir, obs. XIII, etc.).
- B. INCISION COMPLEXE
  - a) Incision horizontale, semi-lunaire ou circulaire, périombilicale (Grissow, obs. XXIX, etc.).
  - b) Incision en L ou T (Combinaison de l'incision latérale ci-dessus avec une incision *horizontale* ou *oblique*). [Procédé de Schiassi.] (Fig. 1).

En réalité, toutes les incisions peuvent être admises et on peut choisir n'importe laquelle d'entre elles suivant ses préférences personnelles.

Toutefois, dans l'omentopexie classique avec manuel opératoire dit de Morison, c'est l'*incision oblique*, longeant le rebord costal qui a fourni les meilleurs résultats à Rolleston et Turner et à la plupart des auteurs. Cette incision oblique leur a paru donner un meilleur accès sur la surface supérieure du foie, sur les deux

1. Ces numéros correspondent exclusivement à ceux du Tableau I.

côtés du ligament suspenseur, et elle permet de suturer l'épiploon sur cette surface entre lui et le diaphragme, mieux qu'en employant une incision semi-lunaire ou verticale.

Il faut, en outre, remarquer que dans le procédé de Schiassi, la laparotomie est en réalité incomplète et que l'*incision d'accès s'arrête au péritoine* (fig. 4).

2° *Omentopexie propement dite.* — On a voulu classifier les différents procédés de fixation de l'épiploon d'après la forme de l'incision abdominale. C'est une erreur, car la forme de l'omentopexie est indépendante de celle de la laparotomie.

Il faut les étudier, au contraire, en les cataloguant d'après la

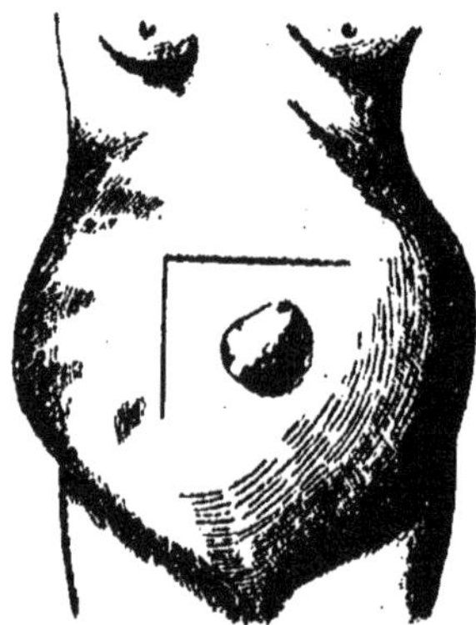

Fig. 1. — Omentopexie. — *Incision de la paroi* : Forme en L renversé (*Procédé de Schiassi*).

façon même dont l'épiploon est fixé, car tout dépend de là pour la réussite ultérieure, c'est-à-dire pour obtenir des voies anastomotiques suffisantes entre les deux circulations veineuses. Notre collègue Villar (de Bordeaux) a insisté sur ce point et il a eu raison.

Nous avons adopté la classification suivante :

1° *Fixation à la face profonde du péritoine.* — *C'est le procédé classique*, dit de *Morison*[1], pour lequel chaque opérateur a proposé des variantes. Nous n'en retiendrons qu'une qu'on peut appeler *procédé séreux* ou *fixation péritonéale*[2] (fig. 2).

2° *Fixation entre le péritoine et les muscles.* — C'est le *Procédé de Schiassi*, que nous appellerons *fixation inter-péritonéo-musculaire* (fig. 3).

1. On l'appelle ainsi parce que c'est cet auteur qui a publié le premier une observation d'omentopexie un peu détaillée, avec des remarques opératoires précises. — Remarquons que ce chirurgien y ajoute le *drainage*.

2. Kummel, en 1887, fixa, par hasard, l'épiploon entre les lèvres de l'incision de la laparotomie seulement ; mais cette manière de faire ne constitue pas évidemment un *procédé particulier*, puisque l'intervention n'eut pas lieu de parti pris.

3° *Fixation sous la peau de la paroi abdominale.* — C'est le *procédé de Pascale*, aujourd'hui abandonné même par son auteur. Nous avons donné le nom de *fixation sous-cutanée* à cette méthode, qui n'a jamais tenté aucun opérateur, en dehors de son inventeur [1].

I. *Fixation péritonéale* ou *séreuse.* — Les premiers auteurs qui ont pratiqué l'omentopexie ont exécuté cette opération de la façon la plus simple. Ils se sont bornés à suturer le grand épiploon à la face postérieure du péritoine qui tapisse la paroi abdominale

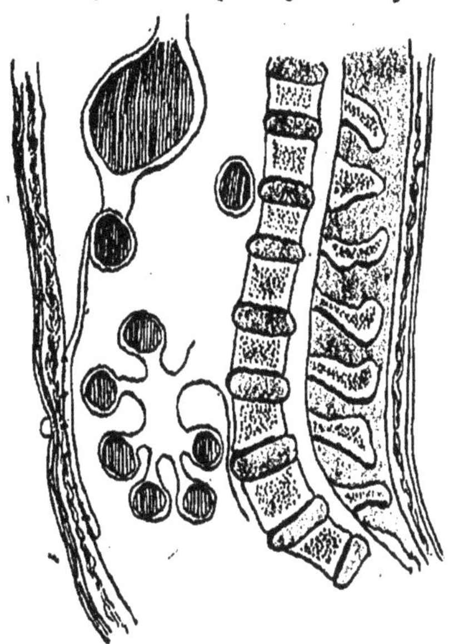

Fig. 2. — Omentopexie par fixation séreuse ou péritonéale (*Procédé de Morison*).

antérieure. On peut donc bien appeler cette méthode le procédé de la *fixation péritonéale* ou *procédé séreux*.

1° *Procédé à fixation longitudinale dans la plaie* (*Procédé de Eiselsberg*). — Eiselsberg a refait, de parti pris, ce que Kummel avait fait en 1887 par inadvertance, et a fixé (obs. VI), de même que Neumann, l'épiploon dans la plaie même de la paroi, obtenant ainsi une fixation plutôt *longitudinale* que transversale (fig. 2).

Il importait de rappeler, sans d'ailleurs y insister, cette ancienne pratique, aujourd'hui abandonnée.

2° *Procédé à fixation transversale simple* (*Procédé de Morison*). — C'est la méthode classique. Elle consiste à fixer en travers de la

1. Alexandre a décrit un 4° procédé : celui de Rolleston et Turner. Pour nous, nous n'y voyons qu'un procédé complexe, avec opération complémentaire ; aussi en avons-nous réservé la description pour le paragraphe suivant.

paroi abdominale l'épiploon attiré en avant, en laissant telle quelle la plaie de la laparotomie.

3° *Procédé à fixation transversale complexe* (*Variante de Terrier*). — Ce procédé consiste dans la fixation de l'épiploon à la face interne du péritoine pariétal, sur les limites de la région ombilicale. On pratique donc bien ainsi l'*omentopexie péritonéale proprement dite.*

Sa caractéristique capitale est dans la fixation de l'épiploon,

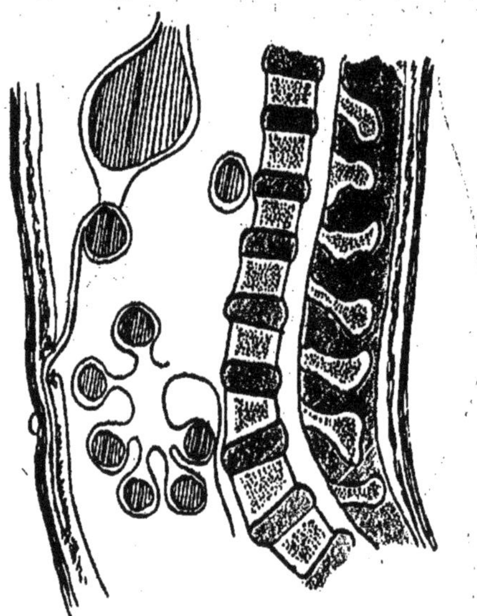

Fig. 3. — Omentopexie par fixation intra-péritonéo-musculaire (*Procédé de Schiassi*).

d'abord à distance de la plaie abdominale, c'est-à-dire en dehors du champ opératoire primordial [C'est donc avec raison qu'on peut lui donner le nom de *fixation latérale double*]. Elle est complétée par la simple fixation au niveau de l'incision, quand on referme le péritoine. Elle est donc *transversale* et *complexe.*

D'après la thèse d'Alexandre[1] et le professeur Terrier, ce procédé a, sur tous les autres, l'avantage d'être simple et de n'avoir aucune gravité.

Il comprend les temps suivants[2] : *a*) Incision sus et sous-ombilicale médiane de la paroi abdominale antérieure; *b*) Évacuation du liquide avec le manchon d'un aspirateur à kyste de l'ovaire; *c*) L'examen des viscères abdominaux, en écartant sans mettre les

1. Alexandre, dans sa thèse, a complètement exposé cette technique, sur laquelle il est inutile de revenir.
2. An. Thèse Alexandre, *Rev. de Chir.*, 1904, Juin, p. 88.

mains, et l'étalement du grand épiploon ; *d*). Des sutures prenant la face interne du péritoine pariétal et le grand épiploon, à distance des lèvres de la plaie ; *e*) La suture de la paroi par étages, en reprenant l'épiploon (fig. 2) dans le plan péritonéal sans le faire émerger entre les sutures.

Dans le procédé de Pascale au contraire on fait *émerger l'épiploon*, que l'on met en rapport avec les muscles droits dénudés.

Il faut s'abstenir, d'après Terrier, de tout *drainage* ; celui-ci serait une cause non seulement d'infection et d'éventration, mais

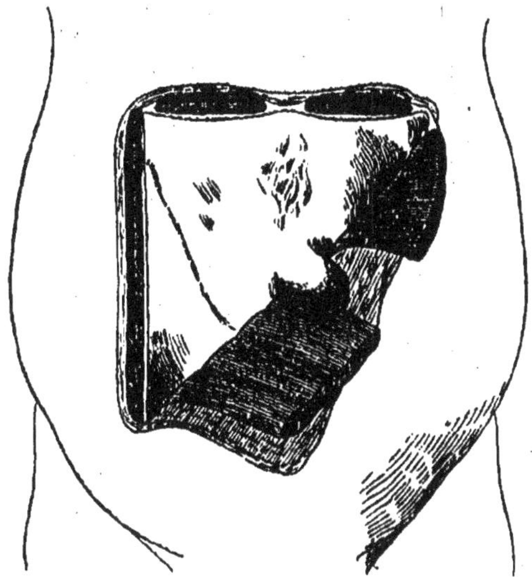

Fig. 1. — Volet cutané renversé en bas et à gauche, le péritoine restant en place, après décollement (*Pr. de Schiassi*).

aussi d'affaiblissement pour le malade en permettant l'issue de liquide séreux.

II. *Fixation intra-péritonéo-musculaire* (*Procédé de Schiassi*). — Ce manuel opératoire consiste dans la fixation de l'épiploon au milieu de l'espace celluleux, compris entre la face profonde de la couche musculaire de la paroi abdominale. Certes, c'est là un procédé complexe ; mais il est bien compris, car il doit évidemment amener la production de voies anastomotiques abondantes entre les deux circulations veineuses.

Cette méthode, qui peut prendre le nom de *fixation inter-péritonéo-musculaire*, a été publiée à différentes reprises en français, en particulier par B. Schiassi lui-même en 1901 [1], puis par mon

1. B. Schiassi, La dérivation chirurgicale du sang de la veine porte dans

collègue et ami, M. Villar (de Bordeaux), la même année; enfin par Jean Roger, en 1902, dont nous reproduisons ici quelques figures (fig. 4 à 8).

Procédé typique de Schiassi. — Voici comment on peut résumer le manuel opératoire typique de Schiassi, dit *intramural* par les Américains. — Il comprend 5 temps.

1° *Incision de la peau*, suivant une ligne verticale de 15 à 20 centimètres le long de la ligne mamillaire droite, partant du rebord costal de ce côté et se dirigeant vers la fosse iliaque; une

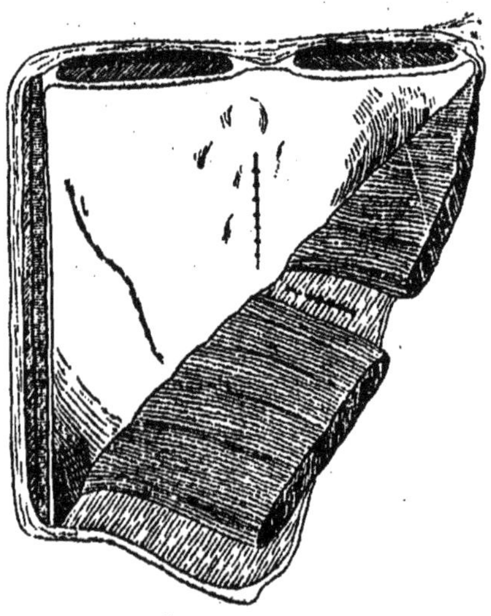

Fig. 5. — Volet rabattu, avec cure de la hernie ombilicale concomitante sur la paroi et sur le péritoine (cas spécial de Roger).

seconde incision perpendiculaire à la première, partant de l'union de son tiers supérieur avec son tiers moyen, passant au-dessus de l'ombilic et se terminant à l'épigastre, à quelques centimètres au delà de la ligne médiane (fig. 1). Après avoir incisé la peau, on sectionne de même le fascia et les muscles, et on ne s'arrête qu'au péritoine pariétal (fig. 2).

2° *Ouverture de la cavité abdominale.* — Le péritoine saisi entre deux pinces à dissection est incisé suivant une petite boutonnière, de manière à laisser écouler lentement le liquide ascitique; ensuite on sépare d'avec le péritoine les deux lambeaux triangulaires musculo-cutanés que l'on rabat l'un vers le haut, l'autre vers le bas, où ils sont maintenus par deux pinces de Kocher;

un cas de cirrhose hypertrophique du foie d'origine cardiaque, *L'Égypte méd.*, Alexandrie, 1902, 15 août, n° 10, p. 433-441, 6 figures.

puis on ouvre la séreuse suivant les deux lignes des téguments.

Roger ramène les lambeaux en bas (fig. 5) et n'ouvre le péritoine qu'en haut (fig. 6).

Alors, on examine soigneusement le foie (surtout au niveau du hile), ainsi que les autres viscères abdominaux, et l'on vérifie l'existence des indications opératoires.

3° *Extériorisation du grand épiploon.* — Par la lèvre transversale de l'incision péritonéale, on attire la plus grande portion possible du grand épiploon (fig. 6), et on suture tout autour le péritoine

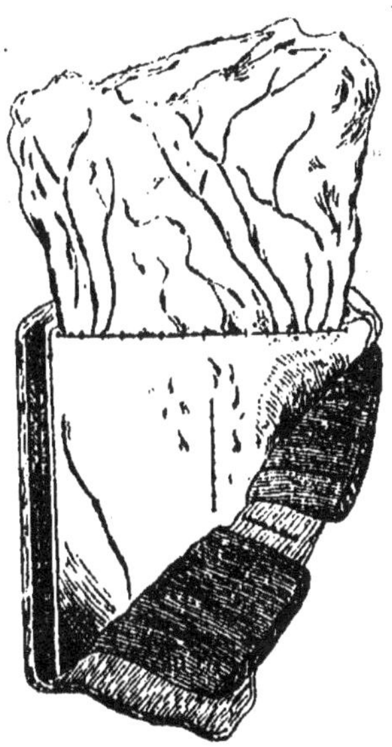

Fig. 6. — Incision sur le péritoine et hernie opératoire de l'épiploon (*Pr. de Schiassi*).

par des points séro-séreux séparés, en évitant soigneusement de comprendre des vaisseaux dans les anses de fil. De cette façon on a rendu extra-péritonéal un large lambeau épiploïque (fig. 7).

4° *Fixation du lambeau épiploïque entre les muscles abdominaux et le péritoine.* — La portion d'épiploon que l'on vient d'isoler est étalée entre les muscles de la paroi et le péritoine et frottée avec un tampon de gaze imbibé de la solution de sublimé au millième, afin de détruire le revêtement endothélial et de favoriser de la sorte la formation d'adhérences. Puis, les extrémités du lambeau épiploïque sont fixées au moyen de deux ou trois points de catgut (fig. 7).

5° *Suture des lambeaux musculo-cutanés.* — Ils sont suturés suivant les deux lignes d'incision par une suture à deux étages, la première au catgut comprenant les muscles et aponévroses, et la seconde au fil de soie, comprenant la peau (fig. 8). Tout drainage paraît inutile.

Variantes. — On a publié des modifications à ce procédé; voici les principales.

a) *Fixation intra-péritonéo-musculaire unilatérale* (*Variante de Vidal*). — Vidal (de Périgueux), dès le 20 décembre 1898, avait utilisé un procédé du genre de celui de Schiassi, « quoiqu'il ait étalé beaucoup moins le tablier épiploïque que l'auteur italien ». Il inséra, en effet, l'épiploon entre le péritoine et le fascia

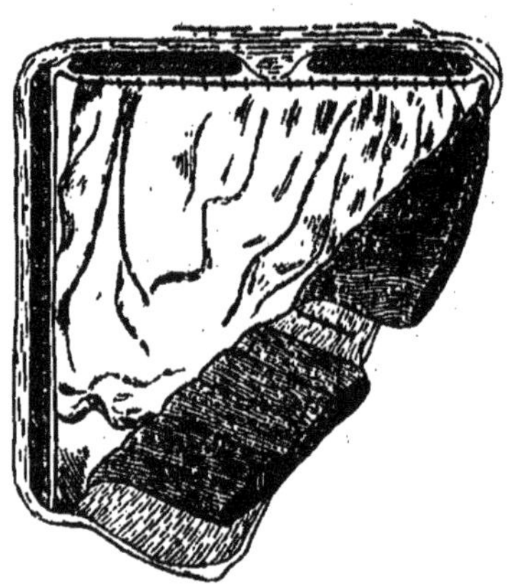

Fig. 7. — Rabattement de l'épiploon entre le péritoine et les muscles de la paroi (*Procédé de Schiassi*).

décollé, mais à *droite* seulement de la ligne d'incision, et le fixa au plan musculo-aponévrotique.

b) *Fixation bilatérale avec fente de l'épiploon* (*Variante de Barker*). — Barker a modifié le procédé de Schiassi de la façon suivante dans l'opération qu'il a faite (Travail de 1903). « L'abdomen fut ouvert sur la ligne médiane, *au-dessus* du nombril. Quand la majeure partie du liquide ascitique fut écoulée, l'épiploon, qui était très épais et sclérosé, fut sorti et *divisé* par son milieu en deux longs lobes. Le péritoine pariétal, épaissi et vasculaire, *fut alors séparé comme une écorce de la paroi abdominale, des deux côtés* de l'incision médiane, sur une surface d'environ la grandeur de la main. Ce fut facile dans ce cas. Dans les poches ainsi formées, on fit une incision *transversale*, d'environ un pouce et demi de chaque côté. Par les ouvertures ainsi faites, chaque lobe de l'épiploon fut passé dans les poches de chaque côté, déployé sur toute la surface de la poche, et fixé à la partie inférieure par un ou deux points de suture ». — C'est, on le voit, le procédé de Schiassi modifié, et compliqué par la *fente médiane* de l'épiploon.

III. *Fixation sous-cutanée (procédé de Pascale).* — Pascale a préconisé, au début, un procédé de fixation de l'épiploon qui consiste dans l'union de cet organe à la face interne de la paroi abdominale, après dénudation des muscles droits. On pourrait désigner cette méthode sous le nom de *fixation sus-musculaire ou sous-cutanée.*

Voici la technique de cet auteur, d'après Alexandre : « Dénudation des muscles droits par dissection du péritoine et du tissu

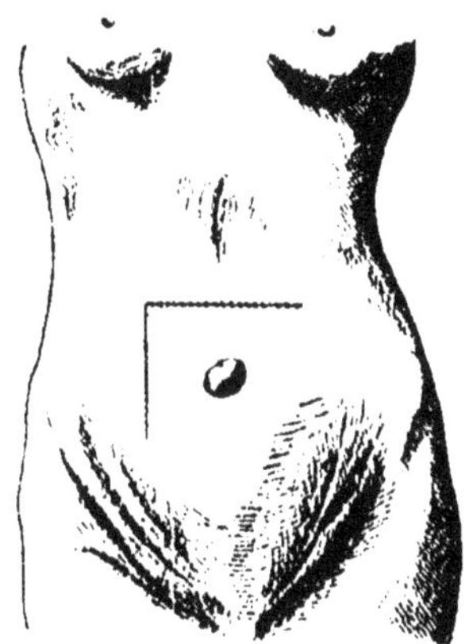

Fig. 8. — L'opération de Talma terminée (*Procédé de Schiassi*).

fibreux adjacent. Fixation de l'épiploon au-dessous de l'ombilic et sur les côtés en traversant toute l'épaisseur de la paroi. Suture de l'incision en attirant l'épiploon, de façon à le prendre entre les muscles dénudés. »

Mais Pascale lui-même a abandonné depuis longtemps ce procédé, qui ne paraît pas procurer d'anastomoses assez abondantes. Il est évidemment inutile d'insister sur cette méthode, plus complexe encore que celle de Schiassi.

Choix du procédé opératoire. — A l'heure présente, quel manuel opératoire faut-il choisir? En réalité, il n'y a guère que deux méthodes en présence : la vieille et la nouvelle; le procédé classique et celui de Schiassi. — Dans le premier, la fixation est *intra-péritonéale*; dans le second, elle est *extrapéritonéale.* — Quel est le meilleur?

Pour pouvoir choisir avec fruit, il suffira de rechercher quel est le procédé qui est le plus aisé à exécuter et qui donne l'anastomose la plus parfaite entre les deux systèmes veineux; il ne sert à rien, en effet, de discuter, à perte de vue, sur les modes d'incision qui n'ont pas plus d'inconvénients ou d'avantages les uns que les autres, quand les sutures sont bien faites!

Pour moi, jusqu'à nouvel ordre, je m'en tiens au procédé classique (quoique Schiassi et ses imitateurs aient obtenu de beaux résultats), parce que c'est la méthode la plus simple. Mais, si l'avenir montre qu'il vaut mieux recourir à la fixation *extrapéritonéale*, je me rallierai sans regret à cette technique, que la statistique ne justifie pas encore, à mon sens, d'une façon formelle.

*
* *

II. Opérations complémentaires. — On a voulu perfectionner l'omentopexie vraie, en lui adjoignant d'autres opérations complémentaires.

Mais ces additions ne paraissent pas jusqu'ici avoir été heureuses, et surtout utiles.

Nous devons toutefois étudier sous cette rubrique :

1° *Le drainage péritonéal*, aussi vieux que la laparotomie;

2° *Le grattage du péritoine*, que nous avons signalé plus haut, en décrivant la laparotomie pour cirrhose;

3° *L'hépatopexie*, préconisée par Rolleston et Turner (1899);

4° *La splénopexie*, essayée par Talma dès 1896;

4° *L'enfouissement intrapariétal de la rate*, mentionné par Alexandre;

6° *La cholécystopexie* et la *cholécystostomie*, exécutées par quelques-uns.

1° *Drainage*. — Nous avons signalé, dans le paragraphe précédent, un fait de Lanphear (1900), qui est en réalité une omentopexie, compliquée de *drainage*. Nous n'y reviendrons pas; mais nous devions le signaler à nouveau, avant de rappeler que certains auteurs ont préconisé de parti pris le *drainage* à la suite de l'omentopexie, tels entre autres Morison (obs. V, etc.), dont le procédé a été longtemps classique. Leconte (obs. XLV), Inoko, etc., ont imité Morison. — Rolleston et Turner, en 1899, disaient à ce propos : « Quant au drainage sus-pubien, nous sommes d'avis qu'il est *nécessaire*, lorsqu'on constate une grande accumulation de liquide se reproduisant rapidement après des ponctions antérieures. Si on l'avait pratiqué dans notre second cas, le résultat eût peut-être été meilleur. »

Mais, dès 1901, Mansell Moullin déclarait le drainage inutile, voir même dangereux, car il prédispose évidemment à l'infection.

Ce qui est encore aujourd'hui l'opinion de Terrier et d'Alexandre et de bien d'autres. Je ne puis que me ranger à cette opinion, d'après deux observations qui me sont personnelles et que voici.

Observations personnelles.

Observation I. — *Opération de Talma pour cirrhose atrophique avec ascite.* — Le nommé René B..., blanchisseur, âgé de quarante-deux ans, entre dans le service du Dr Monprofit le 17 mai 1899.

Son père est mort à l'âge de soixante-dix ans, d'une affection cardiaque. Sa mère, âgée de soixante-quinze ans, est encore vivante et bien portante.

Il ne fait aucune maladie grave pendant son enfance, contracte une blennorragie à l'âge de vingt ans et s'adonne à l'alcoolisme. Pendant ces dix dernières années, il buvait en moyenne trois litres de vin par jour et dépensait chaque matin 0 fr. 50 d'eau-de-vie.

Au mois de septembre 1898, il fait une pleurésie gauche avec épanchement qui dure quatre mois.

Pendant cette maladie, on constate une augmentation de volume du foie, qui déborde sensiblement les fausses côtes ; puis la diarrhée survient et s'installe d'une façon définitive en même temps que le ventre augmente de volume. Les selles sont légèrement décolorées ; mais il n'y a jamais eu d'ictère, de mœlena, ni d'hématémèse. A signaler cependant des épistaxis abondants et répétés du côté de la narine gauche.

Enfin, depuis deux mois le malade a maigri considérablement, et on a constaté de l'œdème des membres inférieurs.

Actuellement le ventre est très gros et l'on observe tous les signes d'une ascite abondante (Sensation du flot. Matité dans les flancs, se déplaçant avec les mouvements du malade. Sonorité sur la ligne médiane, etc.). Circulation veineuse collatérale très développée. La peau est sèche, d'une teinte bronzée, et est le siège de démangeaisons très vives.

Le malade éprouve des douleurs continuelles dans le flanc droit et dans la région hépatique avec irradiation dans l'aisselle. Ces douleurs s'exaspèrent par la pression.

Il existe enfin de la dyspnée à l'occasion du moindre effort.

Les urines sont diminuées. Elles sont épaisses et ne renferment pas d'albumine, mais donnent la réaction de Gmellin.

On ne constate rien d'anormal du côté de l'appareil respiratoire.

Du côté de l'appareil circulatoire, on observe des signes d'artériosclérose évidents. L'auscultation du cœur ne révèle pas de bruits de souffle ; mais il y a de l'arythmie. La crosse de l'aorte déborde la fourchette sternale.

Opération. — Le 20 mai 1899, le malade est endormi au chloroforme. Incision sus-ombilicale de 10 centimètres de longueur qui donne issue à une abondante quantité de liquide ascitique.

On explore le foie qu'on trouve petit et granuleux. L'épiploon est congestionné et semble ratatiné.

On décide de faire l'opération de Talma.

A l'aide de catgut, on fixe par trois points de suture la partie inférieure de l'épiploon à la paroi abdominale. On ferme ensuite le ventre par une suture à triple étage, et on établit un gros drain à la partie inférieure de l'incision.

Il se produit un abondant écoulement de liquide qui oblige à faire plusieurs pansements dans la journée de l'opération.

L'état général ne paraît point amélioré pendant les jours suivants. L'œdème des jambes et l'essoufflement augmentent sensiblement. Le malade quitte l'hôpital en très mauvais état le 28 mai. Il meurt le 27.

Obs. II. —*Opération de Talma pour cirrhose avec ascite.* — Lucie A..., quarante-huit ans, entre le 1er février 1903 dans le service du Dr Monprofit.

Les antécédents héréditaires et personnels n'offrent rien de caractéristique.

Il y a sept mois environ, elle s'aperçut qu'elle avait de l'œdème des malléoles. Cet œdème, qui disparaissait le matin, devint persistant et gagna rapidement les jambes et les cuisses.

Depuis trois mois le ventre augmente de volume d'une façon régulière; depuis quinze jours, son volume est resté stationnaire.

On fit deux ponctions blanches. La troisième donna issue à une grande quantité de liquide ascitique, qui continua de suinter pendant huit jours par l'orifice dû au trocart.

Le ventre augmentant à nouveau de volume, on fit une quatrième ponction, qui donna lieu à un écoulement insignifiant de liquide séreux.

Depuis une quinzaine de jours, la malade se plaint de douleurs sourdes et profondes dans le côté gauche, et d'une dyspepsie intense. Elle vient à l'hôpital pour y être opérée.

On constate tous les signes d'une ascite abondante. Volume considérable du ventre. Matité étalée dans les flancs et remontant sur la ligne médiane jusqu'au voisinage de l'ombilic. Sensation de flot. Circulation collatérale.

Les urines sont rares et foncées (250 grammes par vingt-quatre heures). Elles ne renferment pas d'albumine.

Les inspirations sont fréquentes : 32 par minute, et les battements du cœur rapides : 104 pulsations. Pas de signes de lésions cardiaques.

Légère matité aux deux bases pulmonaires, avec disparition des vibrations thoraciques.

OPÉRATION. — Intervention le 9 février 1903. Anesthésie au chloroforme. L'abdomen mesure 1,52 de circonférence au niveau de l'ombilic. Incision sur la ligne médiane du pubis à l'ombilic. La paroi est infiltrée; à peine arrivé dans la cavité abdominale, une quantité considérable de liquide ascitique en jaillit. L'exploration du petit bassin revèle un utérus petit et des annexes normales. Le foie est petit, bosselé, manifestement atteint de cirrhose. On pratique donc une suture de l'épiploon à la paroi au moyen de quelques fils de lin montés sur des aiguilles courbes.

Drainage à l'angle inférieur de la plaie et fermeture du ventre à l'aide de fils de lin (un seul plan de suture).

Suites. — L'écoulement du liquide par le drain amène un soulagement considérable; mais la malade reste très affaiblie; elle ne se nourrit pas et tombe dans un état comateux, qui persiste jusqu'à la mort, le 12 février.

Autopsie. — Cirrhose atrophique. Foie, 1050, clouté, dur, criant sous le scalpel, d'une couleur d'un gris jaunâtre. A la coupe, on constate des granulations entourées de tissu conjonctif sclérosé. Granulations sur le péritoine et sur l'épiploon, adhérences au foie. Estomac et intestin distendus. Rate tuméfiée et congestionnée (300 grammes). Rein droit 200 grammes. Rein gauche 150. Un peu d'épanchement pleural. Poumon sain. Cœur normal.

2° *Grattage du péritoine.* — Nous n'avons pas à revenir ici sur la technique de certains chirurgiens qui ont associé à l'omentopexie le grattage du péritoine. Cette manœuvre, que l'on *gratte* ou *curette* (Weir, obs. XIII), Folmer (obs. XX), Frazier (obs. XXXIX), (Neumann, obs. XII) [1], ou que l'on *frotte* simplement la séreuse, soit au niveau du péritoine pariétal, soit au niveau du foie, est parfaitement inutile.

On a préconisé le simple *nettoyage* des parties (Morison, obs. V); cette technique nous semble aussi inutile, car elle peut contribuer à l'infection ou à la rupture de petites adhérences.

En parcourant le tableau des opérations publiées, on verra qu'on a, en somme, gratté et nettoyé, toutes les parties séreuses [2] de cette région de l'abdomen ! Je ne crois pas que ces manœuvres aient amélioré en quoi que ce soit l'intervention.

Dans un cas (obs. n° 149), Witherspoon a été jusqu'à *résèquer une partie du péritoine* : ce qui est au moins inutile !

3° *Hépatopexie.* — On a jadis fixé l'épiploon entre le foie et le diaphragme; et c'est le procédé primitif de Rolleston et Turner (2 premières observations), ainsi décrit par Alexandre :

« Après avoir pratiqué une incision oblique, au niveau du bord antérieur du foie, on suture à la fois l'*épiploon*, le *péritoine pariétal*, et le *bord hépatique*, en ayant soin d'insinuer entre le diaphragme et la face concave du foie le grand épiploon. » — En somme, dans cette manière de faire, on combine l'*hépatopexie* à l'omentopexie, quoi qu'en ait dit Alexandre (p. 46).

1. Ajoutons les observations de Brewer, Turner, Raffa, Balwin, Leconte (46 et 47), Harris (102), Balwin (107 et 114), Vidal (107), Jolks (54), Pearson (45), Clémenti (78), Sheen (218), Ingols et Muuscroft (99), Lentzmann (214), etc., etc.

2. Inutile de s'occuper ici d'ailleurs des variantes de ce manuel opératoire, car elles n'ont pas d'intérêt.

Ces auteurs, en 1899, on insisté « sur l'avantage de la réunion de l'épiploon, du foie et des parois abdominales sur la simple suture de l'épiploon aux parois pour provoquer des adhérences vasculaires effectives ». D'après eux, le foie cirrhotique saigne très peu en passant les points et ce procédé leur avait paru devoir être plus efficace pour obtenir une bonne adhérence entre l'épiploon et le foie. Mais cette méthode, imitée par Pearson (obs. n° 197), est abandonnée aujourd'hui.

4° *Splénopexie.* — On a proposé de combiner à l'omentopexie la *splénopexie*. Et c'est ce qu'a fait Narath pour l'un des malades de Talma, dont nous avons rapporté l'observation (obs. VI), en combinant d'ailleurs la fixation à l'enfouissement de l'organe.

Depuis qu'il a donné cet exemple, certains auteurs se sont occupés de cette question, et en particulier Rolleston et Turner, qui, dès 1899, ont écrit :

« Quant à l'opportunité d'une opération secondaire sur la *rate*, il est intéressant de noter que le volume de la rate dans notre observation I a manifestement diminué après l'opération; et ce fait est une raison d'attendre avant de suivre l'exemple de Talma. On ne sait pas jusqu'à quel point l'opération sur le foie a amené l'amélioration de la rate. »

L'opération de *splénopexie simple* a été exécutée depuis par Bunge et dans un second temps (obs. n° 157); mais d'autres (Lentzmann, obs. n° 214) ont imité Narath, et cela parfois avec succès.

5° *Enfouissement de la rate.* — Cette manœuvre isolée a été signalée par Alexandre; mais, en réalité, c'est Talma qui l'a imaginée pour sa première intervention. Son cas est d'ailleurs le seul connu.

Cet *enfouissement intra-pariétal*, comme l'a fait remarquer Alexandre, constitue une manœuvre complémentaire assez complexe, dont pour notre part nous ne voyons pas très bien l'intérêt et surtout la nécessité, en temps que règle générale bien entendu.

6° *Cholécystopexie.* — Rolleston et Turner, dès 1899, ont fait remarquer qu'on trouvait « dans les observations publiées un cas de suture de la vésicule biliaire aux parois abdominales ». En effet, Eiselsberg, dans un cas (obs. VI), a exécuté, dès 1896, une cholécystopexie au cours d'omentopexie; et il faut voir là, à mon sens, non la combinaison de deux opérations distinctes, mais bien une *cholécystopexie* vraie, complémentaire d'une fixation de l'épiploon.

En tout cas, Schiassi a conseillé de parti pris la cholécystopexie, dans les cas de vésicule biliaire mobile et assez volumineuse : ce qui me paraît un peu excessif et inutile, au moins en général.

7° *Cholécystostomie.* — Bossowski, puis Harris (obs. 192 et 219), ont enfin pratiqué la cholécystostomie en même temps que l'omentopexie.

Suites. — Les suites opératoires de l'omentopexie sont celles de toute laparotomie; et il n'y a pas à insister sur ce point. Il est inutile, d'autre part, de faire remarquer qu'il y a lieu de recourir ici à un *pansement abdominal très compressif*, en raison de la possibilité d'un rapide retour de l'ascite, et de laisser les malades au lit pendant une huitaine de jours, sauf quand il y a des troubles pulmonaires.

Les *fils* doivent être retirés le plus tard possible.

A. *Accidents.* — Si l'état général est grave, il ne faut pas hésiter à recourir aux *injections de sérum artificiel.*

L'ascite peut réapparaître très vite. Il ne faut pas hésiter alors à *ponctionner l'abdomen*, dès qu'elle se montre abondante, de façon à soulager le fonctionnement des petites voies anastomotiques créées et à éviter une distension de la paroi abdominale.

Très souvent la guérison complète n'est obtenue qu'après une série de *paracentèses secondaires*, permettant de vider totalement l'abdomen.

B. *Mort.* — Les causes de mort notées ne sont guère variables; mais le décès survient plus ou moins rapidement. Quand il est très rapide, c'est que l'intervention a été trop tardivement exécutée.

Voici les principales complications mortelles observées, dont on trouvera l'énumération complète dans le tableau d'ensemble des morts et guérisons, établi d'après notre relevé général :

1° État général très mauvais : Mort par shock opératoire, marasme ou cachexie [obs. de V. der Meulen, Brewer (II), Mauclaire, Kummel (III et IV), Titow (II), Muscraft et Ingols, Pearson, Harris (IV), etc., etc.].

2° Infection locale : *Péritonite* aiguë ou purulente [obs. de Weir, Titow (I), Commandini, Brewer (VI), Pascale (IV), Brever (V), Bidwell (IV), etc.].

3° *Autres affections concomitantes :*

a) *Sclérose rénale* (anurie, urémie, toxémie, etc.) (voir tableau);

b) Accidents cardiaques et pulmonaires (nombreuses observations) (voir tableau);

c) *Alcoolisme* (Delirium tremens) (un cas seulement);

d) *Ulcère de l'estomac*, avec hémorragies (Bidwell, n° 65, etc.), ou gastrite (Wyman, n° 64).

e) *Méningite* (obs. n° 116).

Il est évident que la mort par *péritonite* est en général évitable, car elle est le plus souvent d'origine opératoire, et résulte d'une infection au cours de l'intervention. Mais il est possible qu'elle ne constitue parfois qu'*une poussée aiguë*, survenant au cours d'une infection chronique, existant *avant* la *laparotomie*. Et, comme il est très difficile de distinguer ces deux sortes de péritonite, on voit qu'il est impossible, en réalité, d'incriminer la plupart du temps l'opérateur.

Quant au mauvais état général, il ne dépend pas du chirurgien, dont il ne doit pas arrêter le bistouri, à moins qu'il ne soit par trop mauvais. Les autres affections ayant causé la mort ne peuvent pas d'autre part empêcher de pratiquer l'opération, car elles n'entraînent pas toujours une terminaison fatale, et sont souvent impossibles à diagnostiquer avant l'intervention.

La statistique d'Alexandre prouve que la *mortalité* varie avec la forme de cirrhose, c'est-à-dire, en réalité, avec la période de la maladie où l'on opère. Nous avions fait de notre côté cette remarque. Les opérations, dans les cas où il y a hypertrophie, ne donnent guère, pour lui, que 15 p. 100 de morts, tandis que avec la cirrhose atrophique on monte à 40 p. 100. Cela n'a rien que de très normal, comme nous y insisterons plus loin.

COMPLICATIONS. — Les complications de l'omentopexie sont de deux ordres, en dehors de celles qui entraînent la *mort immédiate* et que nous avons citées plus haut, en parlant des causes des insuccès opératoires.

1° Les *complications générales*, survenant après l'intervention : 1° Les unes sont dues à la maladie primitive, et par conséquent sans rapport direct avec l'omentopexie ; 2° les autres à l'opération elle-même ; 3° les *complications d'ordre chirurgical*, forcément limitées à la région abdominale, où a lieu l'intervention.

Nous décrirons donc : 1° Les complications d'ordre pathologique ; 2° les complications d'ordre physiologique ; 3° les complications d'ordre chirurgical.

1° *Complications d'ordre pathologique*. — Il faut remarquer d'abord qu'elles siègent surtout dans la région thoracique et sont localisées d'ordinaire au cœur et aux poumons.

a) *Cœur*. — Les troubles cardiaques sons rares et peu intéressants, quand ils ne sont pas assez marqués pour entraîner une *mort* rapide (voir plus haut).

b) *Plèvres.* — Il n'est pas très rare par contre d'observer des pleurésies, plus ou moins intenses, au cours de la convalescence de l'omentopexie. Et les inflammations de la plèvre s'expliquent assez bien par ce fait que nombre de cirrhotiques sont atteints de pleurite chronique avant l'intervention. Il ne s'agit donc là que de poussées aiguës survenant au cours de l'évolution d'accidents chroniques (Moullin (n° 56); Kummell, etc.).

Cela montre qu'il ne faut pas opérer trop tard les cirrhotiques et prouve qu'il est mauvais de laisser les lésions de la plèvre s'installer sournoisement, si un jour ou l'autre on veut recourir au bistouri.

c) *Estomac.* — Au niveau de l'estomac, on observe parfois des hémorragies, d'ailleurs légères et de peu de durée. Ces *hématémèses* ont été notées par Pal, Eiselsberg, Bidwell.

d) *Intestin.* — On a observé aussi des *hémorragies intestinales* (cas de Pascale, au septième jour).

2° *Complications d'ordre physiologique.* — L'omentopexie est faite pour anastomoser les deux systèmes circulatoires veineux porte et cave, en dehors du foie. Or les expériences physiologiques ayant montré qu'il peut y avoir certains inconvénients à exécuter ce mélange des deux sangs, d'une façon un peu trop rapide, et surtout avec une certaine alimentation, il ne faut pas s'étonner si parfois l'opération que nous étudions provoque quelques-uns des troubles notés chez les animaux par les expérimentateurs après la fistule d'Eck.

D'ailleurs, Talma, dès 1898, avait écrit :

« Un danger, qui pourrait être lié à l'opération, c'est la grande quantité de sang qui pourrait passer des intestins dans les différentes parties du corps sans passer par le foie, comme dans la fistule d'Eck. Cependant, si ce symptôme devait se manifester après l'opération pendant la vie, l'obstacle très fort à la circulation du sang à travers le foie aurait dû mettre un terme rapide à la vie, avant l'opération... » Plus loin, il ajoutait : « La fixation de l'épiploon pourrait causer des troubles nerveux; mais ils n'auraient jamais grande importance. »

a) En effet, on a observé des *alternatives de dépression et d'excitation nerveuse*, en rapport certainement avec l'établissement trop rapide de la circulation anastomotique cherchée; et, lors de leurs premières opérations, Drummond et Morison ont constaté des accès de cette nature chez quelques opérés.

b) D'autres troubles sont possibles. C'est ainsi que Schiassi a vu un malade présenter des *sueurs profuses*, après avoir absorbé des aliments albuminoïdes.

Il est facile, étant donné ce que l'on sait de la fistule d'Eck, d'éviter ces accidents. Il suffit de surveiller avec grand soin l'alimentation des opérés, surtout au début. On évitera par conséquent toute alimentation azotée, chez les malades susceptibles à ce point de vue et on ne permettra que les hydrates de carbone.

3° *Complications chirurgicales.* — Les complications d'ordre chirurgical de l'intervention sont les suivantes, sans parler de la *péritonite*, qui résulte presque toujours d'une faute de technique :

1° L'*éventration*; 2° la *compression de l'intestin* par l'épiploon, qu'il s'agisse du duodénum ou du côlon transverse.

Elles ne sont pas spéciales à l'omentopexie, car on les retrouve, la première dans la laparotomie simple, la seconde dans la gastro-entérostomie. Toutefois elles méritent d'être étudiées spécialement ici, car il est évident que l'ascite de la cirrhose prédispose à l'éventration et que la fixation de l'épiploon doit pouvoir causer aussi souvent de la compression du côlon transverse que l'anastomose jéjuno-gastrique antérieure.

Nous devons cependant faire remarquer dès maintenant que ces complications peuvent assez facilement être évitées; et, par conséquent elles deviendront de plus en plus rares dans l'avenir. Elles ne doivent donc arrêter en rien l'essor de l'omentopexie.

1° *Éventration.* — D'après Bunge, elle serait plus fréquente lors de l'emploi des procédés de fixation extra-péritonéale. Cela n'est pas démontré, quoi qu'en ait dit Alexandre. Ce qu'il faut éviter surtout, c'est la *suppuration* de la plaie. Presque toujours, en effet, cet accident est dû à l'infection de l'incision opératoire.

L'éventration est possible dans les cas d'ascite très abondante. Pour l'éviter, il n'y a qu'un moyen : faire une bonne suture abdominale, ne pas compliquer la forme de l'incision, et surtout *ne pas drainer.*

Alexandre préconise l'incision médiane, suivie d'une suture en étages; et il a raison.

2° *Compression intestinale.* — « Il est incontestable, a dit Talma en 1898, que la fixation de l'épiploon à la paroi abdominale pourrait être la cause d'un ileus. Mais cette contre-indication me paraît être toutefois d'une faible importance. ».

La fixation de l'épiploon peut amener en effet une compression d'une partie quelconque du tube digestif sous-diaphragmatique, et en particulier de l'intestin situé à la partie supérieure de l'abdomen. On a déjà signalé la compression du côlon transverse.

Un opéré de Franke (obs. n° 158) a présenté en effet des symptômes de sténose pylorique; mais, à l'autopsie, on a constaté qu'en réalité il y avait *coudure du côlon* transverse. Il est des plus probables que, pendant la vie, l'épiploon, ramené sur lui-même et formant corde, au lieu d'être bien étalé, comprimait la première partie du duodénum. Kummell, de son côté, a observé un cas d'*obstruction intestinale*, consécutive à l'opération (obs. n° 74).

Comment faire pour éviter cet accident? Pour cela, il n'y a qu'à soigner la fixation épiploïque et à l'exécuter avec méthode, en étalant largement l'organe et en ne l'étendant pas outre mesure.

Parce que cette complication a été observée, ce n'est pas une raison pour combattre l'omentopexie, comme l'a fait Franke, et proposer à sa place la *splénopexie*. La suture de la rate à l'abdomen ne peut pas être mise en comparaison avec celle de l'épiploon, quand il s'agit de lutter contre la cirrhose vasculaire.

Impossibilité opératoire. — L'opération de l'omentopexie est parfois *impossible* à réaliser. C'est ce qui est arrivé, entre autres, en 1900, à Commandini et Salvolini, dans un fait catalogué, sous le n° 20, dans la thèse d'Alexandre comme omentopexie. Ces auteurs, la laparotomie faite, s'aperçurent que l'épiploon était très adhérent au péritoine pariétal et n'eurent pas à le fixer. Mais l'ascite se reproduisit après la simple laparotomie exploratrice. Ce n'est donc pas là un insuccès pour la méthode, mais une opération à changer de catégorie. — En 1900, même aventure est survenue à Clémenti (obs. 29 d'Alexandre); et c'est là encore un cas à faire disparaître de la statistique de l'omentopexie. En tout cas, il ne doit pas être mis au passif de cette opération. — De plus, en 1903, Vidal a dû renoncer à l'omentopexie pour les mêmes raisons.

Il faut donc tenir grand compte de ce *raccornissement de l'épiploon*, qui paraît assez fréquent.

Résultats éloignés. — Que sait-on des résultats éloignés de cette opération? En somme, ils sont meilleurs qu'on n'a semblé le croire, et surtout qu'on l'a dit jusqu'à ces dernières années.

En 1900, Frazier prétendait que le nombre des opérations était alors si limité que l'on ne pouvait poser des conclusions définitives, en ce qui concerne les résultats de l'opération; et, si on en exclut les cas où il y a eu une erreur de diagnostic, et ceux où l'opération était contre-indiquée, le nombre en était alors encore bien plus restreint! Mais il n'en est plus ainsi aujourd'hui; et le tableau d'ensemble brut ci-dessous, qu'il donnait alors, n'est même plus exact, quoiqu'il fut déjà très favorable.

Mortalité	21 p. 100
Non amélioration	28 —
Amélioration	8 —
Guérison	43 —

Cette statistique, un peu trop brève, a pu être précisée.

En effet, d'un autre côté, M. le docteur Greenough (de Boston) a réuni les observations de 105 cas de cirrhose du foie avec ascite, due soit à l'alcool, soit à la syphilis ou à la malaria, et qui avaient été opérés avant mai 1902. Sur ce nombre, 31 opérés succombèrent avant le trentième jour qui suivit l'opération; mais il est assez vraisemblable que quelques-uns de ces décès ne sont pas directement imputables à l'opération; 29 eurent une guérison opératoire et survécurent plus de trente jours, sans présenter d'amélioration; 44 furent améliorés; mais, pour certains, le temps écoulé entre l'opération et l'observation est très court; 16 de ces opérés, en dehors des 44, sont morts de un à 24 mois après l'opération; et 9 seulement sont vivants et sans ascite *deux ans après l'opération*.

Or, ces 9 cas-là suffiraient, à eux seuls, à justifier toutes les tentatives opératoires faites jusqu'à présent.

Notre statistique française la plus récente, celle d'Alexandre, (1903) est encore plus favorable, puisqu'elle note 38 guérisons et 20 améliorations pour 109 cas, et donne 54 p. 100 de succès, dont 34 p. 100 de guérisons réelles.

Mais ces relevés n'ont pas une grande valeur, car ils englobent tous des cas des plus disparates. Pour tirer des chiffres des indications utiles, il faudrait classer les opérations en nombreuses catégories, suivant l'état du malade, l'époque de l'affection, les complications médicales constatées, les lésions concomitantes, etc. De cet ensemble, on pourrait toutefois déduire déjà des remarques des plus consolantes.

Dès 1900, Frazier concluait en ces termes enthousiastes :

« ...Dans les cas où il n'y a pas de contre-indication nette, je crois que cette opération est appelée à un grand avenir. Il est évident qu'elle doit s'imposer à notre attention par sa technique simple, ses suites peu graves, ses dangers peu importants; il semble que les chirurgiens ont ainsi une méthode facile et rationnelle d'apporter une guérison, quelquefois temporaire, mais souvent *permanente*, à des cas d'ascites incurables par toute autre méthode; c'est la conclusion qui s'impose de par les observations rapportées. »

En 1904, nous ne pouvons qu'approuver ces remarques et insister sur le nombre très respectable de *guérisons permanentes* déjà enregistrées, et rapportées dans nos conclusions.

Et, comme l'a fait remarquer S. White, en 1903, il y a lieu de croire vraiment que « l'épiplorraphie peut guérir non seulement l'ascite, mais aussi amener une *régénération partielle des cellules malades du foie* ».

INDICATIONS. — D'après Talma (1898), l'opération de l'omentopexie est indiquée toutes les fois qu'il y a « obstacle à l'évacuation du sang de la veine porte par le foie. » Faut-il dire pour cela que l'omentopexie est indiquée dès que le *diagnostic de cirrhose vasculaire est possible a faire?*

Nous ne le croyons pas. En dehors des difficultés de diagnostic du début, qui mèneraient souvent à faire l'omentopexie pour toute autre chose que la cirrhose du foie, nous ne devons pas perdre de vue que la *cirrhose, au début*, est, de l'avis de tous les médecins compétents, souvent curable par le régime et le traitement médical. Il n'est d'ailleurs pas prouvé qu'une omentopexie, faite *au début* d'une cirrhose, soit le moins du monde utile à la cure de cette maladie.

Fera-t-on une laparotomie exploratrice pour affirmer le diagnostic et le traitement de cirrhose hépatique? je crois que, dans la plupart des cas, une telle manière de procéder, ne serait pas défendable; j'ai, pour ma part, assez défendu la laparotomie, et la laparotomie exploratrice, pour n'être pas suspect de timidité ni de tiédeur.

Il en est autrement, si on se trouve en présence d'accidents graves, avec diagnostic incertain. Il peut être indiqué alors de recourir à une incision, pour éclairer le diagnostic et établir un traitement rationnel. Ne nous dissimulons pas, cependant, que, souvent la situation sera effectivement éclairée par cette incision, mais non améliorée; la situation pourra même être liquidée du coup. Ce n'est pas là le but que nous nous proposons : affirmer un diagnostic est bien; guérir un malade est mieux!

Est-ce à dire que nous ne devrons opérer que des malades déjà condamnés? Il y a là certainement le point le plus important et le plus délicat à trancher : à quelle époque convient-il d'intervenir?

Je ne puis pour ma part, malgré toute la confiance que j'ai dans la chirurgie, ni conseiller ni admettre la laparotomie et l'omentopexie dès les premiers signes de la cirrhose pour les raisons que je viens de développer.

Le *début de la période ascitique* marque-t-il vraiment la limite au delà de laquelle commence l'impuissance des moyens médicaux? Il n'y a sans doute là rien d'absolu; cependant le plus souvent, lorsque l'ascite est constituée, *dans la cirrhose* ATROPHIQUE, l'incurabilité paraît admise par beaucoup d'auteurs. Nous pourrions donc prendre ce point de repère : le *début de l'ascite* pour proposer l'intervention chirurgicale à cette période. Il y aura moins de risques d'opérer pour une affection étrangère à la cirrhose hépatique, bien que le fait puisse encore se présenter, tant nous avons contre nous de causes d'erreurs; et d'autre part nous pourrions opérer ainsi des malades non encore ponctionnés, non infectés, et encore résistants :

Nous insistons sur ces remarques, car nous sommes persuadé que c'est de ce côté qu'est l'avenir de la chirurgie hépatique, biliaire ou autre, et qu'on n'obtiendra réellement de suites durables qu'en procédant ainsi, sans crainte d'intervenir trop tôt, puisque aujourd'hui le pronostic de la laparotomie, en tant que manœuvre opératoire chez un sujet à peine frappé, est des plus bénins.

Cirrhose à forme hypertrophique. — Alexandre a montré que l'omentopexie donne de meilleurs résultats opératoires pour les cirrhoses qui sont encore à la *période hypertrophique* que dans la forme dite *cirrhose atrophique*. Cela n'a, en somme, rien d'extraordinaire, puisque l'on intervient alors sur une *maladie moins avancée* et chez des *malades plus résistants*. Mais les chiffres donnés, d'ailleurs plus ou moins exacts, en raison de la difficulté qu'il y a à établir de telles statistiques, prouvent une fois de plus (70 p. 100 de guérisons, au lieu de 45 p. 100 seulement) qu'il y a tout intérêt à intervenir d'aussi bonne heure qu'il est possible.

Cirrhose à forme atrophique. — C'est la forme qui, d'après tous les auteurs, est la moins guérissable médicalement (Gilbert, Chauffard, etc.). Aussi serons-nous plus particulièrement autorisé à intervenir quand l'*atrophie cirrhotique* aura été constatée, bien que les résultats soient moins bons à cette période plus avancée.

Conclusions.

La statistique, que nous avons pu dresser personnellement, grâce aux très remarquables ressources de l'Institut de Bibliographie de Paris, nous a fourni plus du double de cas qu'à Alexandre.

C'est ainsi que nous sommes arrivé au chiffre très respectable de 224, au lieu de 100; et encore nous sommes certain d'en avoir laissé de côté plusieurs, car quelques publications étrangères sont introuvables.

Elle est fort intéressante, surtout au point de vue des résultats immédiats et éloignés de l'opération, ainsi que le démontrent les nouveaux tableaux ci-dessous (II et III), que nous avons dressés de façon à bien mettre en relief les cas de morts et les guérisons obtenues.

TABLEAU II. — **Omentopexies suivies de mort.**

MORTS (84 cas).					
OPÉRATOIRES (1er-15e jour). 42 cas.			POST-OPÉRATOIRES (après 15e jour). 42 cas.		
				Autres affections	
Shock	Péritonite (infection).	Accidents cardio-pulmonorénaux.	Affection primitive.	Estomac, cœur et poumon.	Reins.
V. der Meulen. Brewer (II) Mauclaire. Kummell (III) Kummell (IV) Titow (II) Muscraft et Ingols. Pearson. Harris (VI)	Weir. Titow (I) Commandini. Brewer (II) Pascale (IV) Brewer (V) Bidwell (IV)	Brewer (I) Leconte (II) Inoko (III) Roberts (II) Moullin (I) Moullin (II) Benissovith (I) Zalogue (I) Pascale (III) Inoko (V) Dubourg (II) Torrance. Gester. Meyer (II) Fisk. Rolls. Le Boutillier. Syms (II) Kantzel (II) Bidwell (V) Fawcett. Pozzi. Lejars (II) Alex. Gosset. Doglioni. Harris (V)	Schelky. Inoko (I) Pascale (I) Leconte (I) Roberts (II) Greenough. Bernay (I) Bradford. Burrel. Inoko (IV) Kiriac. Monprofit (I-II) Clémenti (V) Pascale (VI) Pascale (VII) Baldwin (II) Harris (II) Vidal (II) Withespoon (I) Baldwin (III) Woolsey (I-IV) Mayer (I) Lee. Mori. Harris (III) Mouchet.	Morison (I) Bidwell (I) Bérezkine (II) Morison (IV) Porter et Jolin. Kummell (II) Franke (I) Bidwell (III)	Harris (I) Villar (III) Parona (II) Wyman (II)
9 cas.	7 cas.	26 cas.	30 cas.	8 cas.	4 cas.

Tableau III. — Omentopexies suivies de guérison.

GUÉRISONS (129 cas).					RÉSULTATS INCONNUS
OPÉRATOIRES SEULEMENT 59 cas.			THÉRAPEUTIQUES 70 cas.		
Non suivies.	Récidives.	Améliorations.	Semblant bien acquise.		11 cas.
Mac Arthur. Jelks. Moullin (II) Roe et Spencer. Ballin. Clémenti (I) Larz (II) Zetas.	Mumford. Titow (II) Narath (I) Folmer. Curner (I) Pascale (II) Clémenti (I) Clémenti (III) Zalogue (II) Dubourg (I) Clémenti (IV) Woosley (V) Woosley (VI) Curtis (I) Casati. Villar (II) Bunge (I) Bunge (II) Pascale (IX) Pascale (XII) Pascale (XIV) Harris (IV) Lastaria. Koslowski (III) Bérezkine (I)	Lens. Vidal (I) Turner (II) Raffa. Bobrow. Ries. Bolsowski. Wyman (I) Elliot. Bernays (II) Lauphear. Colson. Bunge (IV) Wyman (III) Bidwell (II) Karl. Lejars (I) Glaudot. Terrier (II) Bunge (VI) Bunge (VII) Kehr. Koslowsky (II) Zérérine. Soubbotine.	Kummell (0) Morison (II) Eiselsberg. Morison (III) Narath (I) Neumann. Schiassi (I) Schiassi (II) Brown. Morison (V) Kummell (I) Hildebrandt (I) Parona (I) Frazier. Villar (I) Antonelli. Kummell (V) Roger et Lloyd Curtis (II) Lejars (I) Kelly. Annovazzi. Bossowski (VI) Eyselsteyn (I à VI) Markoe (I-II) Witherspoon (II) Baker. Herczel. Bunge (VIII) Franke (IV) Koslowsky (I) Baldwin (I) Abrajenoff. Inoko (II) Moullin (V) Moullin (I) Bénissowith (I) Pascale (V) Keen. Schiassi (III) Pascale (VIII) Kantzel (I) Nelson.	Craig. Potyenko. Harrington-Vickery. Bunge (III) Ssokolov. Kummel (VI) Pascale (IX) Pascale (X) Lanz (I) Terrier (I) Withe (I) White (II) Parona (II) Kohn. Bunge (V) Franke (II) Franke (III) Sheen. Lenzmann.	Wardle (I) Wardle (I) Eyelsteyn (VII à X) Dwight. Pascale (XIII) Franke (V) Franke (VI) Franke (VII)
8 cas.	25 cas.	26 cas.	70 cas.		11 cas.

Ces derniers fournissent les données statistiques suivantes :

MORTS (84 cas).	Opératoires : 42 cas :	par shock	9 cas
		par infection opératoire	7 cas
		par autre accident	26 cas
	Post-opératoires : 42 cas :	par cachexie antérieure (cirrhose)	30 cas
		par autre affection concomitante de la cirrhose	12 cas
GUÉRISONS OPÉRATOIRES (129 cas).	Récidives		25 cas
	Améliorations		26 cas
	Guérisons		70 cas
	Malades non suivis		8 cas
RÉSULTATS INCONNUS (11 cas)			11 cas
Total			**224** cas

Il résulte de là que, sur 213 cas, puisque 11 ont donné des résultats inconnus et doivent être éliminés (224 — 11 = 213), nous avons eu une mortalité de 7 cas par *accident opératoire* proprement dit (c'est-à-dire par infection), soit environ 3 p. 100; puis de 9 cas par shock et de 26 par causes diverses, 6; soit 35, ou 18 p. 100.

La *mortalité opératoire totale* a été de 42 pour 224; soit 20 p. 100 environ. Mais il est évident qu'elle baissera de plus en plus, au fur et à mesure que l'on opérera de bonne heure, car les morts par shock et autres accidents diminueront, quand *l'état général* des opérés sera presque normal.

La *mortalité post-opératoire* est aussi grande (20 p. 100) que la précédente : ce qui montre bien que cette dernière est presque uniquement due aux lésions pathologiques antérieures, et non à l'intervention elle-même. En effet, que l'opération ait été bien faite ou non, quand elle a été pratiquée trop tard, elle ne peut à peu près rien donner.

Les *guérisons opératoires* notées montrent bien aussi que tout dépend de l'état antérieur du foie, en ce qui concerne la réapparition de l'ascite. On a, en effet, le même nombre d'améliorations et de récidives (25-26 pour 224), soit environ 12 p. 100, tandis que la guérison complète fournit à peu près 35 p. 100 (70 sur 224).

Dans l'état actuel de la statistique, on guérit donc complètement (35 p. 100) presque aussi souvent qu'on meurt (40 p. 100), immédiatement (20 p. 100) ou ultérieurement (20 p. 100), quand on se fait pratiquer l'omentopexie. — Ce qui revient à dire qu'on a 1 chance sur 2, ou 50 p. 100 de chances, en se faisant opérer, car la cirrhose atrophique *avancée*, non traitée par le bistouri, est pour ainsi dire incurable.

Mais la proportion des guérisons devient en réalité bien plus considérable, si l'on tient compte des *améliorations*.

Ce qui est certain, c'est que le nombre des bons résultats augmentera encore, et très notablement, dès qu'on pourra opérer dans de meilleures conditions et avec un état général moins mauvais.

Pour conclure, on peut donc affirmer que la question « nécessité de l'intervention chirurgicale » est résolue, et qu'il ne tient qu'aux médecins de faire profiter désormais de cette nouvelle conquête de notre art les cirrhoses vasculaires au début qu'on observe encore souvent.

*
* *

Mais quel procédé opératoire faut-il employer, d'après notre statistique personnelle? — Il nous sera facile de répondre à cette question, à l'aide du tableau suivant (Tableau IV), qui nous donne un aperçu des résultats obtenus jusqu'à présent par le procédé de Schiassi ou intra-mural des Américains, le seul qui soit digne d'être mis en parallèle avec le procédé classique de fixation à la face profonde du péritoine pariétal.

TABLEAU IV. — **Omentopexies par le procédé de Schiassi.**

MORTS : 13 CAS		GUÉRISONS OPÉRATOIRES : 22 CAS			
OPÉRATOIRES	POST-OPÉRATOIRES (Causes de mort).	NON SUIVIES	RÉCIDIVES	AMÉLIORATIONS	THÉRAPEUTIQUES.
Rolls, 132 (Urémie).	Porter et Jobin, 68 (Embolie).		Clementi, 80.	Vidal, 17.	Schiassi, 17.
Le Boutillier, 133 (Hémorragie).	Clementi, 94 (?)	Roe et Spencer, 62.	Clementi, 93.	Raffa, 27.	Parona, 37.
Syms, 153 (Urémie).	Villar, 103 (Urémie).	Clementi, 79.	Curtis, 129.	Wyman, 64.	Villar, 40.
Pozzi, 174 (Hémorragie).	Vidal, 107 (Cachexie).	Zeton, 218.	Villar, 154.	Colson, 109.	Schiassi, 92.
Doglioni, 203 (Toxémie).	Parona, 108 (Toxémie).			Wyman, 169.	Antonelli, 113.
	Witherspoon, 112 (?).			Glaudot, 180.	Roger, 117.
	Wyman, 162 (Toxémie).				Curtis, 130.
	Mouchet, 224 (?)				Syms, 131. Parona, 191.
5 cas.	8 cas.	3 cas.	4 cas.	6 cas.	9 cas.

Sur les 224 cas de notre statistique d'ensemble, nous n'avons relevé que 31 interventions par cette méthode, interventions qui ont donné les résultats suivants.

Morts : 13 cas.	Opératoires	5 cas
	Post-opératoires	8 cas
Guérisons : 22 cas.	Récidives	4 cas
	Non suivies	3 cas
	Améliorations	6 cas
	Guérison thérapeutique	9 cas

A la simple inspection de ces chiffres, il est facile de voir qu'ici nous avons 13 morts pour 22 guérisons, soit un peu plus de 50 p. 100. Ce qui démontre, d'une façon très nette, qu'en somme le Procédé de Schiassi, au point de vue de la *mortalité générale*, n'a aucune supériorité sur la méthode ordinaire.

En ce qui concerne les *guérisons complètes*, nous avons 9 cas sur 31, au lieu de 70 sur 213, ou 7 sur 21. Sur ce point encore, le Schiassi n'est donc pas supérieur au procédé primitif.

A notre sens, notre statistique de 224 cas présente donc le grand intérêt d'avoir pu démentrer l'inutilité des efforts de Schiassi en faveur de sa méthode. Et, par cette seule constatation, nous sommes parfaitement récompensé de tout le mal que ce travail aride et fastidieux nous a donné.

VI. — Anastomose porto-cave.

Définition. — Une autre opération, sortie toute faite des laboratoires de physiologie, a été récemment appliquée en clinique au traitement de la cirrhose vasculaire du foie. C'est l'*anastomose porto-cave*, anastomose absolument directe, tandis que l'opération de Talma n'est qu'un moyen détourné d'aboutir au même résultat.

On lui a donné aussi les noms de *Fistule d'Eck* ou d'*Exclusion vasculaire du foie*.

Historique. — Nous n'insisterons pas ici sur l'historique de cette opération, au point de vue physiologique et théorique. Qu'il nous suffise de répéter, après Vidal, qu'elle date bien des travaux d'Eck (1877) ; d'ailleurs cette intervention porte son nom (*Fistule d'Eck*).

Il faut mentionner toutefois les recherches de Hahn, de Lenke, de Nencki, Kaltren et Bielka (1899), de Massen et de Pawlow, de Tillmann (de Berlin) (1899), et enfin de Tansini (1902), qui a décrit un nouveau procédé d'anastomose porto-cave expérimentale, comme nous allons le dire.

Mais, par contre, nous devons nous appesantir d'une façon toute spéciale sur les efforts faits pour la transporter du domaine du laboratoire dans celui de la salle d'hôpital.

De plus, c'est Tansini [1], qui, le premier, en 1902, a osé professer chez l'homme très franchement cette opération grave, pensant qu'elle agirait mieux et plus vite que l'omentopexie. Après divers essais sur l'animal, il préconisa l'abouchement termino-latéral de la veine porte à la veine cave.

Ces derniers efforts sont à retenir, car, si la *Fistule d'Eck* paraît encore difficile à exécuter chez l'homme, l'opération de Tansini, qui a donné 9 succès dans 12 expériences, pourrait peut-être être tentée chez l'homme, à l'imitation de ce qu'a fait notre collègue Vidal. Certes, nous n'allons pas jusqu'à le proposer pour remplacer l'omentopexie; mais, dans des cas spéciaux, où il faudrait, par exception, aller vite en besogne et obtenir rapidement une anastomose large, peut-être serait-elle admissible? Depuis, Basile [2] est revenu sur ces recherches, de même que Aievoli [3].

Il était réservé à un de nos jeunes collègues de tenter précisément cette anastomose pour la première fois sur le malade fin juin 1903; et il faut lire le récit de cette intervention dans le travail même de Vidal. Mais, pour le justifier, j'ajoute de suite qu'il n'intervint de la sorte que parce que l'omentopexie fut reconnue impossible, et qu'il a obtenu, en l'espèce, un réel succès opératoire, sinon thérapeutique.

Manuel opératoire. — Au point de vue physiologique, c'est celui d'Eck, plus ou moins modifié, qu'on a préconisé à différentes reprises.

Technique. — En clinique, on s'en tient à celui de Tansini, que Vidal le premier a exécuté. — Il a décrit son opération de la façon suivante :

« Au sommet de mon incision verticale, j'en mène une autre horizontale, en suivant le rebord costal; je relève largement le foie que je fais soutenir sur une large valve éclairant parfaitement le champ opératoire. L'hiatus de Winslow est libre, ce qui n'est pas fréquent dans les cas de ce genre, où des lésions du péritoine

1. J. Tansini, Deviazione del sangue portale con l'uniesto diretto della vena porta nella vena cava, *Gaz. med. ital.*, Torino, 1902, LIII, p. 323.

2. N.-S. Basile, La deviazione del circolo portale con l'uniesto diretto della vena porta nella vena cava inferiore secondo il processo de Prof. Tansini, *Mem. chir. pub. in onore Bottini*, Palermo, 1903, II, p. 435-454.

3. E. Aievoli, Le fonti dottrina nell'indirizzo chirurgico della deviazione del sangue del territorio portale (cirrosi epatica, ascite, pileflebile), *Morgagni*, Milano, 1903, XLV, p. 137-174.

compliquent souvent l'affection primitive. Le rein droit, qui me gêne fort, est refoulé le plus possible; la veine cave est reconnue, soulevée après incision du péritoine pariétal, et l'hémostase est obtenue avec deux pinces souples chaussées de caoutchouc, écartées de 5 centimètres. Ces instruments me gênent; mais je n'ai rien de meilleur sous la main; la classique épingle à friser, recourbée convenablement, conviendrait certes, beaucoup mieux. Puis, la veine porte est isolée de sa gaine épiploïque, assez difficilement; l'hémostase assurée, je la coupe à 1 centimètre environ de sa bifurcation, et je ferme le moignon, par un simple surjet à points très rapprochés; le bout supérieur ne m'a semblé d'ailleurs avoir aucune tendance à saigner. Je m'assure que la veine porte arrive sans tiraillement au contact de la veine cave, que j'incise dans sa longueur pour y glisser le bout portal. Je commence du côté gauche, qui deviendra inaccessible, les premiers points placés, ce qui sera le second surjet, en restant à quelque distance des lèvres libres des sections, et en gardant assez d'étoffe pour porter mon premier surjet tout en invaginant de plus le bout portal dans l'incision. Même manœuvre sur l'autre lèvre, dans l'ordre inverse cependant. Ce serait tout à fait analogue aux gastro-entérostomies par implantation terminale, si le moignon intestinal faisait saillie dans l'estomac. Les piqûres suintent à peine, les barrages levés, car la pression est presque nulle; la solution de gélatine achève de les étancher. Toilette, drainage et suture ordinaires. »

Vidal[1] a fait suivre cette description des considérations suivantes auxquelles nous n'avons rien à ajouter. « Inciser parallèlement sur le bord inférieur de la cage thoracique, puis débrider en bas, faire relever le foie le plus possible, éclairer largement le champ opératoire, isoler et saisir quelques centimètres de la veine cave entre deux pinces caoutchoutées avec sa disparition dans l'échancrure du foie : il n'est là rien de bien difficile, malgré la profondeur du champ opératoire, malgré des voisinages gênants et notamment celui du rein. L'extraction de la veine porte, de son repli épiploïque jusqu'à l'extrême voisinage de son point de bifurcation où on la sectionne en travers, la fermeture du moignon porto-hépatique par une suture au fil de lin (aiguille très fine avec fil double; mettre le premier point sur le flanc du vaisseau et non

1. Vidal n'a pas observé « durant l'occlusion totale de la veine porte pour le clamp, qui a duré pourtant 45 minutes environ, les phénomènes d'*anémie aiguë* que détermine toujours chez le chien la ligature brusque de ce vaisseau. Cela prouve, une fois de plus, que l'on obtient un tout autre résultat physiologique en liant un vaisseau normal, ou au contraire pourvu d'une circulation collatérale pathologiquement développée ».

pas sur la tranche[1], sont sans doute beaucoup plus délicates. Quant à la suture elle-même, après invagination de l'orifice portal dans une boutonnière ouverte au flanc de la veine cave, elle n'offrirait rien de spécial, n'était la profondeur du champ opératoire; j'ai fait deux surjets perforants dont le premier prenait dans l'anse le bord libre de l'incision cave; le second, sur les deux vaisseaux, se tenait à quelque distance des tranches de section; les deux parois veineuses se trouvaient donc en quelque sorte invaginées vers l'intérieur, rappelant certains procédés d'implantation intestinale. Quant au suintement qui se produit par les piqûres, il est d'abord minime, car la pression est presque nulle, et s'arrête rapidement en badigeonnant la jonction avec un peu de gélatine. J'ai drainé, et, peut-être à tort, car j'avais toute confiance dans la qualité des sutures, et si la mienne n'eût pas tenu, ce que m'aurait montré le drain, je serais arrivé trop tard pour pouvoir rien tenter d'utile. »

Suites. — Dans le cas de Vidal, les suites ont été simples; et, cependant, là était le danger, d'après les données physiologiques.

On a simplement remarqué que toute *absorption d'albuminoïdes* provoquait une *intoxication* nette : ce qui était à prévoir!

L'opération ayant été faite fin juin 1903, Vidal a noté, en octobre, non pas un état stationnaire, mais une certaine tendance à la reproduction de l'ascite. L'observation n'a pas d'ailleurs pu être poursuivie, puisque l'opéré est mort bientôt dans des conditions très spéciales, mais très impressionnantes : « Apparition soudaine de grands frissons, coma et délire, et mort en vingt-quatre heures ».

D'après Vidal, la mort est due à des accidents de *pyohémie* très nets.

Conclusions. — Vidal a jugé, lui-même, son intervention en concluant : « Le fait clinique que je rapporte condamne du même coup ma tentative opératoire; et c'est à des opérations moins larges, — comme l'omentopexie qui filtre mieux le sang portal — qu'il faudra recourir désormais. »

A-t-il eu raison d'être aussi catégorique et de se mettre ainsi en travers des idées de Tansini? Cela n'est pas absolument démontré; et il se pourrait très bien que la fistule d'Eck ou l'anastomose porto-cave, exécutée différemment et dans d'autres conditions, donne des résultats éloignés bien moins graves. Mais c'est à l'avenir de juger en dernier ressort. Aussi, en l'espèce, lui

1. E. Vidal, Sur la cure radicale thrombophlébites otitiques du sinus latéral, *Arch. provinciales de chir.*, mai, 1901.

laisserai-je la tâche de révéler s'il faut, oui ou non, condamner sans remise de telles tentatives, qui n'en feront pas moins toujours honneur aux chirurgiens hardis qui les entreprendront.

L'expérience clinique, seule, doit dire : « Assez d'essais infructueux; tu n'iras pas plus loin. » Mais on avouera qu'un seul fait n'est pas encore suffisant pour arrêter les opérateurs dans une voie qui est certainement celle du progrès, surtout si on l'améliore dans la mesure du possible : ce qui n'est pas au-dessus des forces humaines!

BIBLIOGRAPHIE

LAPAROTOMIE

1887. Kelly. — [Traitement de la cirrhose du foie par le drainage permanent du péritoine, ponction avec trocart à demeure. — 1 cas], *Med. News*, Phil., 1887, I, 617-619.

1889. O. Callaghan. — The treatment of tubercular peritonitis by abdominal section, *Brit. med. J.*, Lond., 1889, mars, 596.

1892. Hale White. — [Laparotomie], *Guy's Hospital Reports*, Lond., 1892, XLIX, 1.

1895-96. Quénu. — *Ascite. Cirrhose atrophique. Laparotomie simple* (succès), *In* Longuet, Thèse de doct., 1895-96 (obs. II, p. 207).

1895-96. G.-L. Defaux. — *Contribution à l'étude de la laparotomie exploratrice.* [Cirrhose : 1 observation de Folet], Lille, Thèse de doct., 1895-96, n° 151.

1897. J. Wallace. — A note on exploratory incision and drainage versus paracentesis in the treatment of ascitis [Laparotomie pour cirrhose]. *Brit. med. J.*, Lond., 1897, 10 juillet, 79-80.

1898. G. Eubot. — *De l'incision suivie de drainage substituée à la ponction comme traitement palliatif de certaines ascites.* Paris, Jouve, 1898, in-8, n° 575, 56 p.

1898. R. de Bovis. — [Traitement chirurgical, cirrhose vasculaire. Laparotomie], *Gaz. des Hôp.*, Paris, 1898, 24 déc., 1357.

1899. Robert O'Callaghan. — Cure of ascites due to liver cirrhosis by operation. *Lancet*, Lond., 1899, 17 juin, 1663.

1899. R.-F. Weir. — On re-establishing surgical the interrupted porta circulation. *New-Y. med. Record*, 1899, 4 février, 149-151.

1900. Clementi. — *La cura chirurgica dell'ascite nella cirrosi epatica* [1 Laparotomie pour cirrhose : n° 29, Thèse Alexandre], *Rassegn. int. della med.*, Mod., Catania, 1900, II, n° 1, 1-5.

1900. Commandini et Salvolini. — [1 Laparotomie pour cirrhose, n° 20, Thèse Alexandre], *Gazz. d. Osp.*, Milano, 1900, XXI, 1583.

1900. Grissow. — [1 laparotomie pour cirrhose], Aerzt. Verein, in Hamb., 1900, 16 janvier.

1900. Smith. — Traitement de l'ascite par la laparotomie [50 cas, la préfère aux paracentèses]. *Gaz. d. Hôp.*, Paris, 1900, 714.

1900. E. Lanphear. — *Acute hepatitis, cirrhosis of the liver and leucocythemia successfully treated by abdominal section.* *Am. J. Surg. a. Gynaec.*, Saint-Louis, 1900, XIV, 19-21.

1900. H. Sallard. — *Des effets curatifs de la laparotomie dans certaines affections hépatiques*, Paris, Jouve et Boyer, 1900, in-8, n° 598, 47 p.

1901. Gerstenberg. — Laparotomie bei Stauungsascites, *Ztschr. f. Geburtsh. u. Gynäk.* [Stuttg., 1901, XLV, 172-174.

1902. Markoe. — 3 cas de laparotomie pour cirrhose]. *In* : Brewer. *Med. News*, N. Y., 1902, 246.

1904. P. Mantel. — De la guérison de la cirrhose atrophique du foie par les paracentèses répétées et de l'inefficacité de la laparotomie simple, *Arch. prov. de Chir.*, Paris, 1904, 1ᵉʳ juillet, 444.

LAPAROTOMIE VAGINALE

1902. Bunge. — [Laparotomie vaginale pour cirrhose, mort], *C. f. Chir.*, Berl., 1902, 115.
1903. Villar. — Incision vaginale de l'ascite cirrhotique, laparotomie, *Soc. méd. de Bordeaux*, 1903, déc. 4. — *Gaz. des Sc. méd. de Bordeaux*, 1904, 3 janvier.

OPÉRATION DE TALMA

(*Laparotomie et épiplopexie; Omentofixation*).

REVUES GÉNÉRALES

1901. Ernest Froment. — *Considérations sur le traitement chirurgical de l'ascite cirrhotique par suture de l'épiploon à la paroi abdominale antérieure.* Paris, libr. J.-B. Baillière et fils, 1901, in-8, n° 179, 60 p.
1901. Auban. — *Étude critique sur l'omentofixation*, Bordeaux, Thèse de doct., 1901, in-8.
1902. Weispfenning. — *Zur operativen Behandlung des durch Lebercirrhose bedingten Ascites* (Talma'sche Operation), Kiel, Inaug.-Dissert., 1902.
1902. Charles Leport. — *Étude critique sur l'opération de Talma comme traitement de l'ascite*, Paris, J. Rousset, 1902, in-8, n° 161, 68 p.
1902. Gaston Alexandre. — *L'omentopexie dans les cirrhoses hépatiques*, Paris, Steinheil, 1903, in-8, 123 p., 1 pl.
1903. K.-E. Aulhorn. — *Ueber operative Behandlung des durch Lebercirrhose bedingten Ascites* (Talma'sche Operation), Leipz., B. Georgi, 1903, in-8, 60 p.
1901. E. Schwartz. — *Chirurgie du foie*, Paris, Octave Doin, 1901, in-8, 555 p., 58 fig.

1892 à 1899.

1892. Lens. — [De la suture du grand épiploon à la paroi abdominale dans les cas de cirrhose atrophique du foie], *Nederl. Tijd. v. Geneesk.*, Amst., 1892, 10 mai, I, 645.
1892. Schelkly. — [Omentofixation, 1891], *In : Lens, Nederl. Tijd. v. Geneesk.*, Amst., 1892, I, 645.
1892. Van der Meulen. — [Epiploopexie], *In : Lens, Nederl. Tijd. v. Geneesk.*, Amst., 1892, I, 645.
1895. S. Talma. — [L'ascite inflammatoire], *Zeit. f. klin. Med.*, 1895, XXVII, 1.
1896. Drummond a. Morison. — A case of ascite due to cirrhosis of the liver cured by operation, *Brit. med. J.*, Lond., 1896, II, 728-729.
1897. Mark Wardle. — [2 cas d'épiploorrhaphie pour ascite]. *Northumberl. a. Durham med. Journ.*, 1897, janvier.
1898. Talma. — [Intervention chirurgicale dans la cirrhose du foie], *Gaz. d. Osped.*, Milano, 1898, n° 119, 1260.
1898. S. Talma. — Chirurgische Oeffnung neuer Seitenbahnen für das Blut der Vena porta, *Berl. klin. Wchnschr.*, 1898, XXXV, 833-836.
1898. S. Talma. — Het openen van zijwegen voor het bloed der vena porta. *Nederl. Tijd. v. Geneesk.*, Amst., 1898, n° 13.
1898. R.-F. Weir. — On reestablishing surgically the interrupted portal circulation in cirrhosis of the liver. Practitioner Society (Meeting), 1898, déc. 2. — *Med. Record*, N. Y., 1899, n° 5, LV, 4 fév., 149-151.

1899.

Neumann. — Zur Frage der operativen Behandlung des Ascites bei Lebercirrhose, *Deut. med. Wchnschr.*, Berl., 1899, 29 juin, n° 26, 422-423.

D. DRUMMOND et MORISON. — [Cirrhose. Opération]. Medical Soc. of London, 1899, 11 déc. *In* : *Lancet*, London, 1899, II, 1667.

La cure de l'ascite liée à la cirrhose du foie, par la production artificielle d'adhérences péritonéales, *Sem. méd.*, Paris, 1899, déc., n° 53, 435-436.

R. MORISON. — A case of excision of the spleen for injury; recovery, *Lancet*, Lond., 1899, I, 27-28, 2 fig.

MORISON. — Cure of ascites due to liver cirrhosis by operation, *Lancet*, Lond., 1899, I, 1426-1427.

ROLLESTON et S. R. TURNER. — On the surgical treatment of the ascites of cirrhosis by the artificial production of peritoneal adhesion, *Lancet*, Lond., 1899, 16 déc., II, 1660-1663.

Sulla cura chirurgica dell' ascite, *Riforma med.*, 1899, II, 469.

TILMANN. — Ueber die chirurgische Behandlung des Ascites, *Deut. med. Wchnschr.*, Berl., 1899, 4 mars, n° 18, 284-286.

RIES. — Cirrhose du foie. Omentopexie. *Chicago med. Record*, 1899, 4 février, 924.

BOSSOWSKI. — Liver cirrhotic; operation. *In* : *Frazier, Oper. treatment of hepatic cirrhosis*, 1900, in-8, p. 4, tabl.

1900.

GRISSOW. — Operative Heilung eines Stauungsascite. Aerzt. Verein in Hamburg, 1900, 16 janvier.

N.-D. TITOW. — 2 opérations pour cirrhose du foie. Soc. Thér. de Moscou, 1900, 9 fév. *Wratch.*, Saint-Pétersbourg, 1900, n° 12, 371.

CHERWINSKY. — Traitement chirurgical de la cirrhose du foie. Soc. thérap. de Moscou, 1900, 9 février. *Wratch.*, Saint-Pétersbourg, 1900, n° 12, 379.

C. H. FRAZIER. — The operative treatment of a successful case, *Am. J. M. Sc.*, Phila., 1900, CXX, 661-667, 3 tabl.

TALMA. — Chirurgische Oeffnung neuer Seitenbahnen für das Blut der Vena portae, *Berl. klin. Wchnschr.*, 1900, XXXVII, 677-681.

J.-B. ROBERTS. — Operative treatment of cirrhosis of the liver, Phil. Acad. of Surgery, 1900, 3 déc.

B. SALLADO. — Opération de Talma. *In* : *Des effets curatifs de la laparotomie dans certaines affections hépatiques.* Paris, Thèse de doct., 1900, n° 598, 47 p.

BROWN. — The surgical treatment of ascites due to cirrhosis of the liver. *Med. and surg. Rep. of the Presbyt. Hosp. in the City of New-York*, 1900, Janvier.

CLEMENTI. — La cura chirurgica dell' ascite nella cirrosi epatica, *Rassegn. int. della med. mod.*, Catania, 1900, II, n° 1.

FRIEDMANN. — Die operative Behandlung der Lebercirrhose, *Centralbl. f. d. Grenzgeb. d. Med. u. Chir.*, Jena, 1900, III, n° 15, p. 609; n° 17, p. 698.

P. COMANDINI et U. SALVOLINI. — Contributo alla operazione di Talma. *Gazz. d. Osp.*, Milano, 1900, XXI, 1583-1584.

1901.

M.-L. HARRIS. — Un cas d'ascite; omentopexie. *Ann. of Surgery*, St-Louis, 1901, XXXIII, 655-656.

MILLIN. — La cura delle ascite suturando l'omento alla parete addominale anteriore, *Riforma med.*, Roma, 1901, IV, 343.

FRANKE. — Ueber eine Gefahr der Talma'schen Operation, Deut. Gesell. f. Chir., XXI. Congress, 1902, p. 118.

E.-S. KANTZEL. — Traitement opératoire de l'ascite par cirrhose atrophique. *Chirurgia*, Moskwa, 1902, XI, 10-20.

BUNGE. — Die Talma'sche Operation. *Centralbl. f. Chirurgie*, Leipz., 1902, n° 26, 115.

JELKS. — [Opération de Talma]. *Hot Springs (Arkansas) medical Journal*, 1901, mai, p. 29.

JELKS. — Surgical treatment of abdominal dropsy following cirrhosis of the liver. *Med. Rec.*, N.-Y., 1901 LIX, 454-455.

A.-A. ABRAJANOFF. — (Traitement opératoire de l'ascite au cours de la cirrhose atrophique du foie), *Vratchebn. Gaz.*, St. Pétersb., 1901, VIII, 527-529.

J. KIRIAC. — Un cas d'ascite symptomatique du foie traité par la voie chirurgicale (opération de Talma et Morison), *Arch. orient. de Méd. et de Chir.*, Paris, 1901, III, 145-148.

J.-B. ROBERTS. — Two ca s of epiplopexy in cirrhosis of the liver, *Phila. M. J.*, 1901, VII, 163-164.

P.-M. BENISSOVITCH. — Traitement chirurgical de l'hydropisie au cours de la cirrhose hépatique, *Vracth.*, St. Pétersb., 1901, XXII, n° 7, 199-201.

C.-H. FRAZIER. — The operative treatment of cirrhosis of the liver, *Ann. Surg.*, Phila., 1901, XXXIII, 715-719.

SCHIASSI. — The treatment of ascites in cirrhosis of the liver by establishing an anastomotic circulation, *Lancet*, Lond., 1901, I, 346.

B. SCHIASSI. — La déviation chirurgicale du sang de la veine porte, *Semaine méd.*, Paris, 1901, XXI, 145.

SCHIASSI. — La tecnica della deviazione del sangue portale, *Riforma med.*, Roma, 1901, II, 866.

B. SCHIASSI. — *La deviazione chirurgica del sangue portale*, Bologna, Gamberini e Parmeggiani, 1901, in-4°, 14 p.

SCHIASSI. — La deviazione chirurgica del sangue portale, *Bull. d. sc. med.*, Bologna, 1901, 8 s., I, 515.

D. TIESCHI. — Contributo allo studio della operazioni di Talma : note sperimentali e cliniche, *Riforma med.*, Roma, 1901, IV, 207.

BIDWELL. — Ascites treated by operation, *Clinical Society's Transactions*, 1901, XXXIV, 171.

F. LASTARIA. — Della cura chirurgica dell' ascite da cirrhosi epatica, *Arte medica*, Napoli, 1901, n° 46, p. 901.

F. LASTARIA. — *Della cura chirurgica dell' ascite da cirrosi epatica ; contribuzione clinica*, Napoli, 1901, in-8, 12 p.

A. DALMASTRI. — La deviazione chirurgica del sangue portale, *Clin. chir.*, Milano, 1901, IX, 341-345.

M. KANTAS. — Quelques considérations génériques en rapport avec le traitement chirurgical de la cirrhose atrophique de Laënnec, *Moniteur méd.*, Athènes, 1901, A, 53-54.

THOMSON H. Campbell. — The prognose and treatment of cases of ascites occurring in the course of alcoholic cirrhosis of the liver, *Lancet*, Lond., 1901, II, 138-134.

Campbell THOMSON. — (Omentopexie et cirrhose avec péritonite, Clinic. Soc. of London, 1901, 11 octobre.

THOMSON. — Lo prognosi e la cura chirurgica delle asciti nelle cirrosi alcooliche del fegato, *Riforma med.*, Roma, 1901, III, 505.

C. MUSCROFT et H.-A. INGALLS. — Cirrhosis of liver. Report of a case, *J. Am. med. Assoc.*, Chicago, 1901, 6 juillet, 29.

MAC ARTHUR. — The Morison operation for the etablishment of collateral circulation in cirrhosis of the liver. *Ann. of Surg.*, St-Louis, 1901, XXXIII, 633-657.

G. ZUCCARO. — La cura chirurgica della cirrosi epatica con ascite. Operazione del Talma, *Puglia med.*, Bari, 1901, 2 s., VIII, 39-53.

F.-A. PACKARD a. R.-G. LE CONTE. — The surgical treatment of ascites due to cirrhosis of the liver, with report of two cases, *Am. J. med. Sc.*, Phila., 1901, CXXI, 251-270, 1 fig.

Ch. MONGOUR. — Du traitement chirurgical de l'ascite dans les cirrhoses veineuses du foie, *Gaz. hebd. d. Sc. méd. de Bordeaux*, 1901, XXII, 315-319.

G. PASCALE. — L'intervento chirurgico nella cirrosi epatica con particolare riguardo alla legatura della vena cava e della vena porta : ricerche sperimentali e risultati clinici, *Atti di Accad. med.-chir.*, Napoli, 1901, LV, 281.

PASCALE. — L'intervento chirurgico nella cirrosi epatica con speciale riguardo alla legatura della vena porta e della vena cava inferiore : ricerche sperimentali e risultati clinici, *Riforma med.*, Roma, 1901, III, 530, 543, 544, 554-557.

T. POZZAN. — Contributo all'operazione del Talma nell'ascite, *Gazz. d. Osp.*, Milano, 1901, XXII, 249-252.

C.-M. MOULLIN. — The treatment of ascites, *Transact. of the Clinic. Soc. of London*, 1901, XXXV, 14.

L. ANNOVAZZI. — La cura della cirrosi epatica colla deviazione chirurgica del sangue portale, *Riforma med.*, Roma, 1901, III, 674.

G.-H. THOMSON. — Operative treatment of cirrhosis of the liver, *Amer. J. of Surg. and Gynec.*, St-Louis 1901, déc., 66.

H.-C. WYMAN. — Surgical treatment of cirrhosis of the liver. *Physician a. Surg.*, Ann Arbor, 1901, Juin, p. 267.

M.-M. KOUZNETZOV. — [Traitement opératoire de l'ascite provoquée par la cirrhose hépatique], *Wratch.* St. Pétersbourg, 1900, n° 32-33, p. 965 et 990.

CASATI. — *Policlinico, Sez. Pratica*, 1901, n° 32.

Berndt ROHMER. — Die chirurgische Behandlung des Ascites infolge von Lebercirrhose. *Deut. Aerzte Zeit.*, Berlin, 1901, H. 14 et 15, 320.

BALLIN. — *Colorado med. J.*, 1901, August.

SSOKOLOW. — Ein Fall von Ascites bei Lebercirrhose durch Talma's Operation geheilt, *Centr. f. Grenzgeb. d. Med. u. Chir.*, Jena, 1901, 4 Bd., n° 21, 26 nov.

1902.

George Emerson BREWER. — The surgical treatment of ascites due to cirrhosis of the liver, *Med. News*, N. Y., 1902, LXXX, 241-246.

GREENOUGH. — The surgical treatment of cirrhosis of the liver, with a summary of cases, *Amer. J. of the med. Sc.*, Phila., 1902, déc., 979-994.

Italo ANTONELLI. — Contributo alla operazione di Talma nell'ascite da cirrosi epatica malarica, *Gazz. med. ital.*, Torino, 1902, LIII, 333-337; 353-358.

Jean ROGER. — Déviation chirurgicale du sang de la veine porte dans un cas de cirrhose hypertrophique du foie d'origine cardiaque, *Égypte méd.*, Alexandrie, 1902, I, 433-441, 6 fig.

H. KUMMELL. — Die chirurgische Behandlung der Ascite bei Lebercirrhose, *Deut. med. Woch.*, Berl., 1902, 3 avril, n° 14, 242.

GLAUDOT. — Déviation chirurgicale de la circulation porte. Opération de Talma, *Arch. méd. belges*, Bruxelles, 1902, 4 s., XX, 5-16.

A. MORI. — Contributo alla deviazione chirurgica del sangue della vena porta, *Clin. chir.*, Milano, 1902, X, 879-888.

LANZ. — Operative Behandlung der Lebercirrhose, *Cor.-Bl. f. schweiz. Aerzte*, Basel, 1902, XXXII, 553-557.

T.-C. WITHERSPOON. — Surgical interference in hepatic cirrhosis, *St. Louis M. Rev.*, 1902, XLV, 19-23.

J.-F. BALDWIN. — The surgical treatment of ascites due to cirrhosis of the liver. *J. Am. M. Ass.*, Chicago, 1902, XXXIX, 199.

O. HILDEBRAND. — Beitrag zur Talma'schen Operation. *Deutsche Ztschr. f. Chir.*, Leipz., 1902-3, LXVI, 373-378.

A.-P. ZALOGUE. — [Deux cas d'opération d'après Talma], *Vratchebn. Gaz.*, St-Petersb., 1902, IX, 188-189.

G. CIUTI. — L'operazione del Talma, *Riv. crit. di Clin. med.*, Firenze, 1902, III, 15.

BUNGE. — Die Talma'sche Operation, *Deut. Centralbl. f. Chir.*, Leipz., 1902, XXXI, Congress, 115.

L. de GAETANO. — L'intervento chirurgico nella cura della cirrosi epatica, operazione di Talma : rivisto sintetica, *Gior. internaz. d. Sc. med.*, Napoli, 1902, XXIV, 25.

HELFERICH. — Ueber die Talma'sche Operation bei Lebercirrhose, *Mitth. d. Ver. Schlesw.-Holst. Aerzte*, Kiel, 1902-3, n. F., XI, 40.

Franco Carini. — Sull'operazione di Talma, *Gazz. d. Osp.*, Milano, 1902 XXIII, 986-989.

M. Guillot. — De l'intervention chirurgicale dans les cirrhoses biliaires et alcooliques, *Gaz. hebd. de Méd. et Chir.*, Paris, 1902, XLIX, 49-51.

Torrance. — Epiplopexy in cirrhosis of the liver with ascites, *Ann. of Surgery*, Phila., 1902, mars, 303-318.

Ito und Omi. — Klinische und experimentelle chirurgische Behandlung des Ascites, *Deut. Zeit. f. Chir.*, Leipz., 1902, LXII, fasc. 1, 141-183.

G. Doglioni. — Contributo allo studio della deviazione chirurgica del sangue della vena porta, *Riforma Med.*, Roma, 1902, II, 15.

Pal. — Ascites; die Talma'sche Operation, Gesellsch. d. Aerzte in Wien, 1902, Febr. 28.

Roe et Spencer. — A case of ascites due to hepatic cirrhosis, treated by transplanting the omentum between the peritoneum and abdominal wall, *Penn. Med. J.*, Pittsburg, 1902, fév. 266.

1903.

R. Lenzmann. — Zur Frage der Indication, und des Erfolges der Talma'schen Operation bei der atrophischen Lebercirrhose, *Deutsche med. Wchnschr.*, Leipz. u. Berl., 1903, XXIX, 893-895.

D.-G. Zesas. — Ueber die chirurgische Behandlung des Ascites bei Lebercirrhose, *Deutsche med. Wchnschr.*, Leipz. u. Berl., 1903, XXIX, 478-480.

M.-L. Harris. — Talma's operation in cirrhosis of the liver, *J. Am. M. Ass.*, Chicago, 1903, XLI, 1059-1061.

W. Sheen. — Notes of a case of operative treatment for cirrhosis of the liver, *Brit. M. J.*, Lond., 1903, II, 899.

A.-E. Barker. — A modification of Talma's operation for ascites, *Edinb. M. J.*, 1903, n. s., XIV, 57.

Mark Wardle. — Epiploorrhaphy for ascites, *Brit. M. J.*, Lond., 1903, I, 237.

R. Morison. — A case of ascites due to liver cirrhosis treated by operation, *Ann. Surg.*, Phila., 1903, XXXVIII, 361-366, 3 fig.

D.-H. Craig. — Portal anastomosis, with report of a case, *Ann. Gynec. a. Pediat.*, Bost., 1903, XVI, 86-92.

F. Lejars. — Chirurgie des grosses ascites, *Semaine méd.*, Paris, 1903, XXIII, 83-86.

V.-V. Potiyenko. — Sluchai operatsii Talma, *Chirurgia*, Mosk., 1903, XIII, 523-526.

E. Vidal. — Traitement chirurgical des ascites dans les cirrhoses du foie, *XVIe Cong. de Chir.*, Proc.-verb., Paris, 1903, 294-304.

M. Cohn. — Geheilter Fall von Ascites bei Lebercirrhose, Talma'sche Operation, *Deutsche med. Wchnschr.*, Leipz. u. Berl., 1903, XXIX, Ver.-Beil., 338.

M. Herczel. — [Surgical intervention in the circulation of the vena portae, in liver cirrhosis, operation of Talma; patient observed as cured 1 3/4 years after], *Orvosi hetil.*, Budapest, 1903, XLVII, 313.

Gaston Alexandre. — L'omentopexie dans les cirrhoses hépatiques, *Rev. franç. de Méd. et de Chir.*, Paris, 1903, n° 51, 1207-1208.

R. Lenzmann. — Zur Frage der Indikation und des Erfolges der Talma'schen Opération, *Deut. med. Woch.*, 1903, 26 nov., n° 48, 893.

F. Parona. — Note ed appunti all'operazione del Talma nell'ascite da cirrosi epatica, *Policlin.*, Roma, 1903, X, sez. chir., 53-66.

W.-J. Niblock. — Notes on operations for abscess of the liver, ascites, and gall stones, *Indian M. Gaz.*, Calcutta, 1903, XXXVIII, 401-404.

I.-I. Kozlowsky. — [De la fixation du grand épiploon à la paroi abdominale], *Rousk. Vratch*, St. Pétersb., 1903, II, 1661-1663.

L.-W. Pearson. — The surgical treatment of ascites of hepatic cirrhosis, with report of a case, *New-York M. J.*, 1903, LXXVII, 743-748.

S. White. — Two cases of ascites secondary to alcoholic hepatitis treated successfully by operation, *Brit. M. J.*, Lond., 1903, II, 898.

T.-R. Neilson. — Report of a case of suturing the omentum to the abdominal wall (Talma) for the relief of ascites due to cirrhosis of the liver, twenty-one months after operation, *Phila. M. J.*, 1903, XI, 786-787.

W.-W. Keen et H.-M. Fisher. — A case of cirrhosis of the liver with ascites. Operation eight weeks after first occurrence of ascites. Subsidence of ascites six months after to operation, and non recurrence in two years, *Phila. med. J.*, 1903, XI, 787.

G. Di Bella. — Sull'operazione di Talma, *Boll. d. clin.*, Milano, 1903, XX, 59-65.

E. Arcoleo. — Contributo alla deviazione chirurgica del sangue della vena porta nella cirrosi epatica, *Riforma med.*, Roma, 1903, XIX, 148-153.

B.-K. Finkelstein. — [Splenectomy and Talama's operation in ascites of malarial origin], *Russk. Vratch*, St-Petersb., 1903, II, 838-840.

W. Anderson. — Venous anastomosis for ascites from cirrhosis of the liver, *Pacific M. J.*, San Fran., 1903, XLVI, 1-6.

M. Herczel. — [The surgical deviation of the vena portae; operation of Talma], *Orvosi hetil.*, Budapest, 1903, XLVII, 363-365.

J.-P. Lord. — Omental anastomosis or operations for establishing a collateral circulation of the portal blood; a successful Schiassi operation. *Tr. Nebraska M. Ass.*, Lincoln, 1903, 73-75.

Eugenio Arcoleo. — Contributo alla deviazione chirurgica del sangue della vena porta nella cura della cirrosi epatica, Nota preventiva. *Gaz. Sicil. di Med. e Chir.*, Palermo, 1903, II, 58-60.

D. de Almeida. — Tratamento cirurgico das ascites, *Brazil-med.*, Rio de Jan., 1903, XVII, 420.

R. Romme. — Les indications de l'opération de Talma, *Presse méd.*, Paris, 1903, 857-858.

Pentrup (W.). — Die Statistik der Talma'schen Operation, Inaug.-Diss., 1903, Dez., n° 60.

Schiassi. — Lo sviluppo chirurgico di un duplice compenso circolatorio epiplolienale come cura di talune malattie epatospleniche. *Bull. d. sc. med. di Bologna*, 1903, 8 s., III, 509-524.

1904.

Pal. — Demonstration eines nach Talma operierten Falles von Ascites, *Wien. klin. Wchnschr.*, 1904, XVII, 317.

E. Ricklin. — Curabilité de la cirrhose atrophique du foie : traitement médical et intervention opératoire. Opération de Talma, *Revue int. de Clin. et de Thérap.*, Paris, 1904, V, 5-13.

E. Ricklin. — Curabilité de la cirrhose atrophique du foie ; traitement médical et intervention opératoire. Opération de Talma, *Revue int. de Clin. et de Thérap.*, Paris, 1904, V, 3-8.

Albert Mouchet et Pierre Clermont. — Opération de Talma (omentopexie pour ascite d'origine hépatique); survie de trois mois; constatations nécropsiques, *Bull. Soc. Anat.*, Paris, 1904, 89, 1 fig.

J. Charlier. — Étude critique sur la dérivation du sang de la veine porte appliquée au traitement chirurgical des ascites cirrhotiques, Paris, 1904, 8°, n° 178, 75 p.

ANASTOMOSE PORTO-CAVE : FISTULE D'ECK

1877. Von Eck. — Zur Lehre von der Ligatur der Pfortader. *Milit. Med. Journ.*, 1877, IV, Bd CXXX.

1883. Stolnikow. — La fistule d'Eck. Anastomose porto-cave. *Arch. d. Sc. biol.*, St-Pétersb., 1882, t. I, n° 4.

1893. Hahn, Massen, Nencki et Pawlow. — Die Eck'sche Fistel zwischen der unteren Holveine der Pfortader, *Arch. f. exp. Path. und Pharm.*, Leips., 1893, XXXII, 161-218.

1893. J.-P. PAWLOW. — Sur une modification dans l'opération de la fistule d'Eck entre la veine porte et la veine cave inférieure. *Arch. d. Sc biol.*, St-Pétersb., 1893, II, 580-585.

1896. E. HÉDON et C. DELEZENNE. — Effets des injections intra-veineuses de peptone après extirpation du foie, combinée à la fistule d'Eck. *Compt. rend. Soc. biol.*, Paris, 1896, 10 s., III, 633-635.

1897. BORMANN. — La fistule d'Eck. Anastomose porto-cave. *Deutsch. Arch. f klin. Med.*, 1897, LIX, 3-4.

1899. A.-V. BIELKA. — Demonstration und Mittheilung über die Vereinigung der unteren Holveine mit der Pfortader (Eck'sche Fistel), *Off. Prot. K. K. Gesellsch. der Aerzte in Wien*, 1899, 17 fév. — *Wien. klin. Woch.*, 1899, n° 8, 204.

1899. CASTAIGNE et BENDER. — Sur les causes de mort après ligature brusque de la veine porte, *Arch. de méd. Exp. et d'Anat pathol.*, Paris, 1899, nov., n° 6, 751.

1900. Louis CRUVEILHIER. — *Sur les causes de mort après ligature brusque de la veine porte*, Paris, Thèse de doct., J.-B. Baillière, 1900-1901, n° 93, in-8, 60 p.

1902. J. TANSINI. — Deviazione del sangue portale con l'innesto diretto vena porta nella vena cava, *Gaz. med. ital.*, Torino, 1902, LIII, 323.

1903. N.-S. BASILE. — La deviazione del circolo portale con l'innesto diretto della vena porta nella cava inferiore secondo il processo del Prof. Tansini, *Mem. chir. Pubb. in onore Bottini*, Palermo, 1903, II, 125-154.

1903. E. AIEVOLI. — Le fonti dottrinali nell'indirizo chirurgico della deviazione del sangue dal territorio portale, cirrosi epatica, ascite, pileflebite. *Morgagni*, Milano, 1903, XLV, 137-174.

1903. E. VIDAL. — Traitement chirurgical des ascites dans les cirrhoses du foie. (Fistule d'Eck.) XVI° Congrès de Chirurgie, Paris, 1903, p. 301.

TRAVAUX NON CONSULTÉS POUR LE PRÉSENT TRAVAIL ET RELATIFS A L'OPÉRATION DE TALMA

1904. W.-M. WWEDENSKY. — Deux cas d'opération de Talma, *Chirurgia*, Moskw., 1904, XV, 367-375.

1904. WERCHSWSKY. — Un cas d'opération de Talma, *Chirurgia*, Moskw., 1904, XV, 376-378.

1904. S. TALMA. — Het openen van zijwegen voor het bloed der v. portae. *Nederl. Tijdschr. v. Geneesk.*, Amst., 1904, 2. R., XL, d. 1, 673-684.

1904. J.-H. JACOBSON. — Talma operation for ascites following cirrhosis of the liver, with report of cases. *Cleveland M. J.*, 1904, III, 245-256, 1 fig.

Coulommiers. — Imp. PAUL BRODARD.

COULOMMIERS
Imprimerie Paul Brodard.

www.ingramcontent.com/pod-product-compliance
Ingram Content Group UK Ltd.
Pitfield, Milton Keynes, MK11 3LW, UK
UKHW020201200726
13856UKWH00003B/1119

9 782013 601504